Kinder und Jugendliche in suizidalen Krisen

Die Erarbeitung des vorliegenden Ratgebers wurde im Rahmen des steirischen Suizidpräventionsprogramms aus Mitteln des Gesundheitsfonds Steiermark finanziert.

GO-ON
KOMPETENZZENTRUM FÜR SUIZID-PRÄVENTION | STEIERMARK
SUPRA
Eine Initiative des Bundesministeriums für Arbeit, Soziales, Gesundheit und Konsumentenschutz

WEIL Weiter im Leben

DACHVERBAND der sozialpsychiatrischen Vereine und Gesellschaften Steiermarks

GESUNDHEITSFONDS STEIERMARK
PLATTFORM PSYCHE

Das Land Steiermark
→ Gesundheit

Verena Leutgeb
Elise Steiner
Elisabeth Waibel-Krammer

Kinder und Jugendliche in suizidalen Krisen

Wie Eltern helfen können – ein Ratgeber

unter Mitarbeit von
Elfriede Predota, Xenia Hobacher und Alexandra Hoisel

hogrefe

Dr. Verena Leutgeb ist Klinische Psychologin, Gesundheitspsychologin und Notfallpsychologin. Sie leitet das vom Land Steiermark beauftragte Suizidpräventionsprojekt GO-ON Suizidprävention Steiermark.

Elise Steiner ist Psychotherapeutin und Supervisorin (Systemische Familientherapie) in eigener Praxis in Graz. Sie ist ehrenamtliche Vorstandsvorsitzende vom Volker Paul Goditsch Fonds WEIL – Weiter im Leben.

Elisabeth Waibel-Krammer ist Diplomierte Sozialarbeiterin. Sie ist als Mitarbeiterin von GO-ON Suizidprävention Steiermark und in einer Familienberatungsstelle des Psychosozialen Netzwerks (PSN) tätig.

Bibliografische Information der Deutschen Nationalbibliothek
Die Deutsche Nationalbibliothek verzeichnet diese Publikation in der Deutschen Nationalbibliografie; detaillierte bibliografische Daten sind im Internet über http://dnb.dnb.de abrufbar.

Hogrefe Verlag GmbH & Co. KG
Merkelstraße 3
37085 Göttingen
Deutschland
Tel. +49 551 999 50 0
Fax +49 551 999 50 111
info@hogrefe.de
www.hogrefe.de

Umschlagabbildung: © shutterstock.com/Alexandr23
Satz: Matthias Lenke, Weimar
Illlustrationen: Klaus Gehrmann, Freiburg; www.klausgehrmann.net
Druck: Hubert & Co, Göttingen
Printed in Germany
Auf säurefreiem Papier gedruckt

1. Auflage 2019

(E-Book-ISBN [PDF] 978-3-8409-2965-6; E-Book-ISBN [EPUB] 978-3-8444-2965-7)
ISBN 978-3-8017-2965-3
http://doi.org/10.1026/02965-000

Inhaltsverzeichnis

Wichtige Gedanken zur Einleitung

Der Wunsch, zu leben, ist in jedem von uns tief verankert. Dennoch denken viele Menschen im Laufe ihres Lebens an Suizid. Auslöser sind häufig Krisensituationen, die nicht lösbar scheinen. Enttäuschungen, Verluste, Einsamkeit, Mobbing aber auch psychische Erkrankungen und vieles mehr können sehr quälend werden. Manchmal wird alles bisher zur Bewältigung von Krisen Gelernte und Erprobte als wirkungslos empfunden. Suizid kann dann als möglicher Ausweg aus einer schmerzvollen und momentan scheinbar ausweglosen Situation erscheinen. Der Wunsch ist selten, tatsächlich zu sterben, sondern so, wie die Situation momentan ist, nicht mehr weiterleben zu wollen.

Krisen sind Teil jeden Lebens, unabhängig vom Alter. Auch Kinder und Jugendliche sind mit belastenden Situationen konfrontiert. Insbesondere die Pubertät ist eine turbulente Lebensphase für Jugendliche und deren Eltern. Die Entwicklung einer eigenen Identität, Abnabelung von den Eltern und gleichzeitig das Hineinwachsen in neue Rollen und Aufgaben sind herausfordernd. Die Beschäftigung mit dem Leben und der eigenen Sterblichkeit ist in diesem Alter typisch. Auch Gedanken an Suizid sind häufig. Beruhigend ist, dass tatsächliche Suizide in diesem Alter selten sind.

Dieser Ratgeber richtet sich an Eltern, die sich mit der Sorge tragen, ihr Kind könnte an Suizid denken.

Schon allein die Vermutung kann in Eltern eine ganze Bandbreite an unterschiedlichen Gefühlen auslösen: Hilflosigkeit und Angst um das Kind, die Sorge, etwas falsch zu machen, Trauer, Scham und vielleicht auch Ärger und Wut. Auch der Wunsch, das Thema unter den Teppich zu kehren, in der Hoffnung, dass sich das Problem mit der Zeit von selbst löst, kommt vor. Alle diese Gefühle und Gedanken sind verständlich!

Dieser Ratgeber soll eine Hilfestellung sein, damit Sie Ihr Kind besser verstehen und unterstützen können. Er möchte Ihnen Möglichkeiten für einen hilfreichen Umgang mit der Situation aufzeigen. Sie fragen sich vielleicht: Wie kann ich die Gefährdung meines Kindes einschätzen? Was könnten Warnsignale sein? Wie spreche ich das Thema an? Wie kann ich meinem Kind helfen? Wo kann ich Unterstützung bekommen?

Es gibt keine Patentrezepte, jeder Mensch ist einzigartig! In diesem Ratgeber ist beschrieben, was in vielen Menschen vorgeht und welche Form der Unterstützung von ihnen als hilfreich empfunden wird.

Dieser Ratgeber soll Ihnen so rasch wie möglich die für Sie hilfreichen Informationen liefern. Daher muss er nicht in der Abfolge von vorne bis hinten durchgelesen werden, sondern Sie können auch mit dem Kapitel beginnen, das am ehesten Ihre Situation beschreibt. Bitte beachten Sie, dass es dadurch zu Wiederholungen kommen kann, wenn Sie mehrere Kapitel lesen.

Wir haben professionelle Hilfsangebote für Sie gesammelt dargestellt. Diese können Leben retten – bitte suchen Sie Hilfe, es gibt sie! Wenn Sie dringend Unterstützung brauchen, dann blättern Sie direkt zum Kapitel 3.2. Adressen und Kontaktnummern von Hilfsangeboten finden Sie im Anhang (vgl. Seite 73).

Haben Sie keine Angst davor, Ihr Kind anzusprechen! Sollte es tatsächlich darüber nachdenken, sich das Leben zu nehmen, dann wird es über Ihre Offenheit froh sein. Hinweise für das Gespräch mit Ihrem Kind finden Sie im Kapitel 4.

Trotz aller Bemühungen ist es traurige Realität, dass nicht jeder Suizid verhindert werden kann, auch bei Kindern und Jugendlichen nicht. Falls Sie den Suizid Ihres Kindes betrauern, dann finden Sie Informationen im Kapitel 6.2. Falls Ihr Kind schon einen Suizidversuch gemacht hat, finden Sie Informationen im Kapitel 6.1.

Danksagung

Das Buch entstand unter der Mitarbeit der Teams von GO-ON Suizidprävention Steiermark und des Volker Paul Goditsch Fonds WEIL – Weiter im Leben. Wir danken allen unseren Testleserinnen und Testlesern für Ihre wertvollen Rückmeldungen. Besonderer Dank geht an Frau Mag.[a] Petra Birchbauer (Klinische Psychologin und Gesundheitspsychologin, Psychotherapeutin (Rettet das Kind Steiermark Bereichsleitung Kinderschutz und Jugendwohlfahrt)).

Graz und Knittelfeld, Januar 2019

Verena Leutgeb,
Elise Steiner und
Elisabeth Waibel-Krammer

1 Warum kommt es zu suizidalen Gedanken und Handlungen?

1.1 Was suizidale Kinder und Jugendliche empfinden

Die Auseinandersetzung mit den Themen Tod und Sterben ist im Kindes- und Jugendalter üblich und Teil einer gesunden Persönlichkeitsentwicklung und des Erwachsenwerdens. Jugendliche denken häufig über Suizid nach und viele sprechen auch darüber. Gedanken an den Suizid können zugleich ein Ausweg sein, wenn das momentane Leben unerträglich geworden ist.

Glücklicherweise nehmen sich angesichts der Häufigkeit von Suizidgedanken nur wenige Jugendliche tatsächlich das Leben. Trotzdem sollte jede direkte oder indirekte Suizidäußerung ernst genommen und hinterfragt werden!

Meist geht der Entstehung von Suizidalität eine längere Geschichte mit vielfältigen Gründen und Ursachen voraus. Lebenskrisen, also Lebenssituationen, die im Moment subjektiv für die Betroffenen nicht bewältigbar erscheinen, sind häufig ein Nährboden für Suizidalität. Diese können natürlich auch im Kindes- und Jugendalter auftreten.

Merke: Warum entsteht Suizidalität?

Suizidalität ist ein Ausdruck intensiver Verzweiflung und Hoffnungslosigkeit: Das Leben wird zur Qual. Die meisten Betroffenen wollen nicht sterben, sondern sehen sich einfach nicht mehr in der Lage, so wie es ist, weiterzuleben. Oft sind sie in diesem Zustand wie „blind" vor Schmerz. Sie sehen einfach keinen Ausweg und keine andere Lösungsmöglichkeit mehr. Würde sich ihre Situation verändern, dann könnten sie sich ein Weiterleben gut vorstellen.

Im Kindes- und Jugendalter sind die häufigsten Themen, die zu Suizidalität führen, die folgenden:

- ein Gefühl der Überforderung,
- das Gefühl, in einer ausweglosen Situation gefangen zu sein,
- die aktuelle Situation nicht mehr aushalten können,
- keinen Sinn im Leben finden,
- keine Zukunft für sich selbst sehen,
- das Gefühl, eine Last zu sein,
- Gefühle von Einsamkeit.

Betroffene haben häufig Angst, als „verrückt" abgestempelt zu werden, wenn sie darüber reden, dass sie nicht mehr leben möchten. Aus Scham sprechen sie ihre Suizidideen oft nicht direkt aus.

Merke: Sprechen Sie Ihr Kind an!

Die Sorge, Sie könnten durch Nachfragen Ihr Kind auf die Idee bringen, sich das Leben zu nehmen, ist unbegründet. Wenn Ihr Kind aber tatsächlich über Suizid nachdenkt, dann wird es sehr froh sein, dass Sie es darauf ansprechen!

Im Gegenteil besteht die Gefährdung darin, das Thema unter den Tisch zu kehren und Betroffene mit ihren Gedanken alleine zu lassen. Das ständige einsame Grübeln über Probleme und der Sog negativer Gedanken können so stark werden, dass man sie nicht mehr aus eigener Kraft stoppen kann.

Aus der Hirnforschung ist bekannt, dass sich Menschen in suizidalen Krisen in einem „neurobiologischen Ausnahmezustand" befinden. Das rationale Denken (das „Vernunfthirn") verliert die Kontrolle über emotionale Impulse und lässt diese durchbrechen. Betroffene beschreiben häufig, dass sie sich „wie in Trance" gefühlt haben. In dieser Situation ist Hilfe von außen unbedingt nötig, da die Situation meist nicht mehr alleine bewältigt werden kann. Überlebende eines Suizidversuches sind im Nachhinein in der Regel froh, dass sie gerettet wurden. Sie beschreiben, dass sie mit der Zeit immer weniger in der Lage waren, Alternativen zu sehen und auf fremde Hilfe angewiesen waren. Neue Lösungen oder Unterstützung bei der Krisenbewältigung eröffnen neue Möglichkeiten und Suizidgedanken sind dann nicht mehr „nötig“, weil das Leben und seine Herausforderungen wieder bewältigbar sind und Freude machen.

Erste Tipps für den Umgang mit Suizidalität bei Ihrem Kind

Je konkreter Suizidankündigungen oder -pläne sind, desto höher ist die Gefährdung.

- Wenn Ihr Kind Abschiedsbriefe schreibt, Tabletten sammelt, im Internet über Suizidmethoden recherchiert, oder vielleicht sogar genaue Pläne hat, wie es sich selbst töten würde (z. B. wie oder an welchem Ort), oder Vorbereitungen dafür trifft (z. B. für das Kind wertvolle Dinge verschenkt), dann sollten Sie rasch für Hilfe sorgen! Im Kapitel 3.2 finden Sie hierfür Unterstützung.
- Wenn sich Ihr Kind in einer schwierigen Lebenssituation befindet, aber keine konkreten Handlungen zur Vorbereitung eines Suizids trifft, sollten Sie das Gespräch mit ihm suchen. Am wichtigsten ist für Ihr Kind das Gefühl, verstanden zu werden und jemanden zu haben, der ruhig bleibt, zuhört und die Situation gemeinsam mit ihm erträgt. Es geht nicht darum, sofort eine Lösung zu finden. Informationen dazu finden Sie im Kapitel 4.

1.2 Leonie und Luca – zwei Geschichten

Im Folgenden sind die Geschichten von Luca und Leonie beschrieben. Die Geschichten werden über den Ratgeber hinweg immer wieder aufgegriffen und fortgeführt. Die beiden Beispiele sollen es Ihnen erleichtern, die Hintergründe und Warnsignale von Suizidalität bei Kindern und Jugendlichen besser zu verstehen.

Beispiel: Leonie

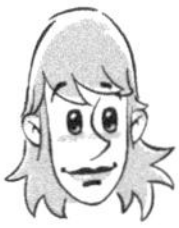

Leonie wird in zwei Monaten 16 Jahre alt. Sie besucht die Oberstufe eines Gymnasiums und ist eine ausgezeichnete Schülerin. Insbesondere in Mathematik und den naturwissenschaftlichen Fächern bringt sie hohe Leistungen. Seit dem Alter von 7 Jahren spielt sie außerdem Klavier und besucht zweimal in der Woche den Klavierunterricht. Leonies Eltern beschreiben sie insgesamt als sehr ehrgeiziges und fleißiges Mädchen.

Beispiel: Luca

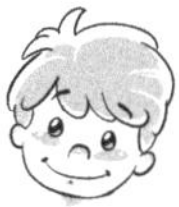

Luca ist 8 Jahre alt und besucht die 2. Klasse der Grundschule. Er hat einen älteren Bruder (12 Jahre), mit dem er sich sehr gut versteht. Seit einem Jahr spielt er begeistert Fußball im örtlichen Fußballclub. Seine Freunde halten ihn für einen aufgeweckten, fröhlichen und offenen Jungen. Seine Lehrerinnen und Lehrer beschreiben ihn als mittelmäßigen, aber sehr bemühten Schüler.

2 Warnzeichen, Häufigkeit und Entwicklung von Suizidalität

2.1 Suizidalität und typische Warnsignale

Professionelle Suizidabklärung sollte immer von psychosozialen Expertinnen und Experten vorgenommen werden. Das Kapitel soll Ihnen aber dabei helfen, Warnsignale zu erkennen.

Suizidalität ist ein breiter Begriff. Dieser reicht von Suizidgedanken über Suizidideen bis hin zu Suizidhandlungen.

Vor einem Suizidversuch senden die meisten Menschen Signale aus. Leider werden diese oft erst im Nachhinein klar erkennbar. Warnsignale für Suizidalität sind auch bei Kindern und Jugendlichen nicht immer leicht zu erkennen. Meistens ist an ihnen eine Veränderung zu bemerken. Diese kann entweder zu Hause, im familiären Umfeld oder in der Schule spürbar sein. Für Eltern fühlt sich dies oft an, als wäre ihr Kind „unerreichbar" und „wie hinter einer Glaswand".

Merke: Die Summe der Warnsignale ist bedeutend

Da insbesondere die Pubertät eine Phase ist, in der es zu vielen Veränderungen kommt, ist immer die Zusammenschau wichtig: Erst aus der Summe der Warnsignale über einen längeren Zeitraum kann das Suizidrisiko abgeschätzt werden.

Folgende Signale sollten Sie ernst nehmen, aufmerksam beobachten und hinterfragen:

- *Beschäftigung mit Suizid.* Häufig recherchieren Jugendliche, die sich in einer Krise befinden, im Internet das Thema Suizid, oder sie tauschen sich in Online-Foren dazu aus. Suizidalität ist auch immer häufiger Inhalt von Jugendfilmen oder -serien. Jugendliche mit suizidalen Gedanken beschäftigen sich besonders intensiv damit. Manche schreiben Liedertexte oder fertigen Zeichnungen an, die sich mit dem Thema Suizid oder Tod befassen. Andere gestalten oder teilen auf Social-Media-Kanälen Fotos, Texte oder Videos. Einige, aber nicht alle, schreiben Abschiedsbriefe. Wie gesagt, ist die Beschäftigung mit den Themen Tod und Sterben Teil einer natürlichen Persönlichkeitsentwicklung. Eine intensive Beschäftigung mit Suizid, die kombiniert ist mit zusätzlichen Signalen, sollte Sie jedoch aufmerksam werden lassen.

- *Äußerung von Suizidgedanken.* Manche Kinder und Jugendliche sprechen nicht direkt aus, dass sie darüber nachdenken, sich zu töten. Auch indirekte Äußerungen (vgl. Kasten) über Tod und Suizid sollten deshalb immer ernst genommen werden. Reagieren Sie auch auf scheinbar beiläufig geäußerte Bemerkungen Ihres Kindes!

Indirekte Aussagen können sein...

- „Ich kann nicht mehr!“
- „Mir wird alles zu viel!“
- „Es hat alles keinen Sinn!“
- „Eh alles schon egal!“
- „Besser, es gäbe mich gar nicht!“
- „Ich halte das alles nicht mehr aus!“
- „Niemand versteht mich!“
- „Am liebsten wäre ich nicht mehr da!“
- „Ich will nur noch meine Ruhe!“
- „Die werden schon sehen, wenn ich mal nicht mehr da bin ...!“
- „Ich bin nur eine Last!“
- „Ich hasse mein Leben!“

- *Vorbereitungshandlungen.* Darunter versteht man die tatsächliche Suche nach einer Methode, zu sterben, sei es z. B. Recherche, dem Aufsuchen von Orten (Brücken, Bahnstrecken) oder auch das Sammeln von Medikamenten.
- *Weggeben von lieb gewonnenen Besitztümern.* Das Verschenken von Sammlerstücken (z.B. Handy, Laptop, Bücher, eine Musikkollektion, Kleidung, Schmuck oder Computerspiele) oder auch das Weggeben eines Haustieres in gute Hände, um es versorgt zu wissen, können ebenfalls Vorbereitungshandlungen sein. Die Frage ist hier immer, welchen Grund hat es, dass jemand Besitztümer weggibt. Gefallen bzw. nützen sie einem nicht mehr (weil man sich z.B. zu alt dafür fühlt), oder sucht man für sie einen guten Platz, weil man meint, selbst bald nicht mehr da zu sein?

- *Anzeichen von Depression.* Viele verschiedene Verhaltensweisen können auf das Vorliegen einer Depression hinweisen. Betroffene fühlen sich häufig traurig und weinen oft. Viele fühlen sich hoffnungslos und haben das Gefühl, dass es keine Zukunft für sie gibt. Sie fühlen sich wertlos und üben an sich selbst harte Kritik. Es kann aber auch vorkommen, dass sie sich für Außenstehende seltsam gleichgültig verhalten, da sie keinen Sinn mehr im Leben finden. Einige Depressive zeigen eine generell sehr negative Grundhaltung zum Leben oder verhalten sich sehr reizbar, feindselig und aggressiv. Meist können die Betroffenen diese Gefühle selbst nicht kontrollieren und stehen ihnen hilflos gegenüber. Depressive Menschen verlieren üblicherweise ihr Interesse an bisher beliebten Hobbys und Aktivitäten, da nichts mehr Spaß und Sinn zu machen scheint. Sie ziehen sich von Freunden oder der Familie zurück und bleiben lieber für sich allein. Manche Betroffene verlassen auch Gruppenchats oder gestalten ihre Profilbilder in sozialen Netzwerken düster und hoffnungslos. Oft kommt es zu einer Veränderung der Ess- und Schlafgewohnheiten, der äußeren Erscheinung und zu einer Vernachlässigung der Körperhygiene. Da sie häufig Schwierigkeiten haben, sich zu konzentrieren, kommt es bei vielen depressiven Kindern und Jugendlichen zu einer Verschlechterung der schulischen Leistungen.

Merke: Depression kann sich bei den Geschlechtern unterschiedlich zeigen

Es ist bekannt, dass sich Männer und Frauen in ihren Anzeichen für Depression unterscheiden, ebenso kann dies bei Kindern und Jugendlichen der Fall sein. So neigen depressive Jungen eher zu aggressivem oder risikoreichem Verhalten (zum Beispiel Dinge zu tun, bei denen man sich verletzen kann) als Mädchen. Eine detailliertere Beschreibung depressiver Symptome finden Sie im Kapitel 2.5.

- *Veränderungen von Verhalten und Persönlichkeit.* Es ist auch für Expertinnen und Experten nicht immer einfach, eine durchschnittliche pubertäre Reifung von einer krisenhaften Persönlichkeitsentwicklung abzugrenzen. Summieren sich aber mehrere Hinweise, die eigentlich für Ihr Kind untypisch sind, dann sollten Sie wachsam werden. Dazu zählen grundlegende Veränderung der Persönlichkeit oder auffällige Verhaltensweisen, wie z.B. eine massive Verschlechterung der schulischen Leistungen, Schulschwänzen, von zu Hause wegzulaufen und herumzustreunen sowie auch ein übermäßiger Konsum von Alkohol und/oder Drogen. Wenn Ihr Kind plötzlich häufig Unfälle hat oder sich selbst verletzt, kann das auch ein Hinweis auf eine suizidale Entwicklung sein.

Beispiel: Leonie (Fortsetzung)

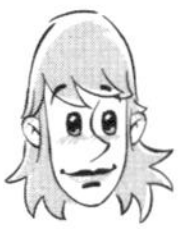

Im letzten Semester haben Leonies Schulleistungen nachgelassen. Die Note der letzten Mathematik-Schularbeit war eine Drei. Beim Elternsprechtag melden mehrere Lehrerinnen und Lehrer den Eltern zurück, dass Leonie im Unterricht sehr unkonzentriert wirkt. Sie vergisst auch häufig Hausaufgaben, was sehr untypisch für sie ist. Leonie fühlt sich in den letzten Monaten sehr müde und erschöpft. Sie hat kaum Lust, Klavier zu spielen, immer öfter bekommt die Mutter zu hören: „Ich bin einfach nur froh, wenn der Klavierunterricht endlich mal ausfällt!“ Leonie muss sich auch sehr überwinden, sich an die Hausaufgaben zu setzen oder für die Schule zu lernen. Mit ihren Freundinnen unternimmt sie kaum noch etwas, obwohl sie früher gerne mit ihnen ins Kino oder zum Einkaufen gegangen ist. Zu Hause ist sie viel in ihrem Zimmer, hört Musik, malt Bilder und schreibt in ihr Tagebuch. Das Wochenende verbringt sie fast vollständig im Bett, nur zum Essen gesellt sie sich zur Familie. Ihre Eltern haben den Eindruck, dass Leonie sehr oft weint. Leonie sagt: „Ich kann im Leben einfach nicht mehr glücklich werden.“

Beispiel: Luca (Fortsetzung)

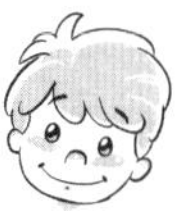

In den letzten Wochen ist Luca immer stiller und zurückgezogener geworden. Immer öfter lässt er das Fußballtraining ausfallen, weil er Bauchschmerzen hat. Darauf angesprochen antwortet er: „Ich mag nicht Fußball spielen, das macht mir keinen Spaß mehr.“ In letzter Zeit gerät er auch immer öfter in handgreiflichen Streit mit seinem Bruder, und es gelingt ihm nur schwer, sich dann zu beruhigen. Lucas Mutter sucht das Gespräch mit ihrem Kind, bekommt aber keine befriedigenden Antworten. Auf die Frage, warum er nicht mehr Fußball spielen wolle, meint er nur: „Ich bin ein Verlierer.“

2.2 Suizidalität – ein Thema in der Pubertät

Die Pubertät ist für die meisten Jugendlichen ein sehr fordernder Lebensabschnitt, stellt sie doch den Übergang zwischen Kindes- und Erwachsenenalter dar. In dieser Phase wird die Identität gefestigt – zunächst muss diese aber überhaupt einmal „gefunden" werden, wobei Jugendliche oft zwischen sozialer Akzeptanz und Selbstbehauptung hin und her schwingen. Die verschiedenen Identitäten werden „ausprobiert" – sei es den Kleidungsstil, den Freundeskreis oder auch die sexuelle Orientierung betreffend. Wer bin ich? Und wer will ich überhaupt sein? Wie will ich von den anderen wahrgenommen werden? Soziale Rollenerwartungen und auch der Vergleich mit anderen Jugendlichen können als Druck oder Belastung wahrgenommen werden. Dazu kommt, dass die immer stärkere Entwicklung in Richtung Leistungsgesellschaft nicht nur uns Erwachsene, sondern natürlich auch Jugendliche betrifft.

Merke: Anzeichen von Überforderung

Für eine Überforderung spricht, wenn die Leistungen Ihres Kindes (meist ohne ersichtlichen Grund) über einen längeren Zeitraum stark abnehmen. Überforderte Kinder und Jugendliche wirken oft unkonzentriert oder auch gereizt. Zusätzlich ziehen sie sich häufig zurück, suchen Ruhe und erscheinen antriebslos. Häufig empfinden sie auch keine Freude mehr an früher gemachten Tätigkeiten und wirken lustlos.

Gesellschaftliche Erwartungshaltungen, die sogar gefestigte Erwachsene unter Druck setzen können, treffen Jugendliche in einer sehr verletzlichen Lebensphase: Sie sollen einen attraktiven, schlanken und sportlichen Körper haben, sich gesund ernähren, gute Leistungen bringen, erfolgreich ihren Hobbys nachgehen, viele soziale Kontakte pflegen und dabei auch noch entspannt wirken und glücklich sein. Der Alltag vieler Jugendlicher ist meist sehr strukturiert und durchgeplant. Freizeit – frei verfügbare Zeit, um selbstbestimmt zu tun, was Spaß macht, oder auch um einfach einmal nichts zu tun – ist zur Seltenheit geworden. Mit Langeweile umgehen zu lernen ist jedoch ein wichtiger Lernprozess – und „freie" Zeit ist die Grundlage der Entwicklung von Kreativität und auch von selbstverantwortlichem Handeln.

Tipps für Eltern

Hinterfragen Sie die Motivation Ihres Kindes, Leistungen zu erbringen. Lernt Ihr Kind aus Interesse am Thema? Äußert es Freude an der Ausübung seines Hobbys? Oder haben Sie den Eindruck, dass eher Angst vor Versagen oder Sorge, nicht zu entsprechen bzw. zu gefallen, hinter der Motivation stecken?

Die Vielzahl von heute verfügbaren digitalen Medien birgt allgemein das Risiko, Menschen zu überfordern. Smartphone, Internet und Computerspiele werden für junge Menschen immer wichtiger. Die ständige Verfügbarkeit der digitalen Medien verlangt ein hohes Maß an Aufmerksamkeit und Konzentration.

Die Vernetzung über Online-Kanäle bringt auch positive Aspekte mit sich: Es fällt manchmal leichter, miteinander in Kontakt zu bleiben oder sich als Teil einer Gruppe zu fühlen. Informationen und Wissen sind besser erreichbar und auch Zugang zu Hilfe ist schneller möglich.

Das Internet ermöglicht jedoch auch anonymes Mobbing, beispielsweise durch Mitschülerinnen und Mitschüler. In verschiedenen Foren wird oft mit mangelhafter Rücksicht über Menschen geurteilt und aufgrund der Anonymität sind meist keine Konsequenzen zu befürchten. Jugendliche, die sich nicht in sozialen Medien präsentieren, werden manchmal ausgeschlossen. Soziale Netzwerke und die Darstellungen bzw. Rollenerwartungen von Vorbildern aus dem Internet können den Druck auf Jugendliche verstärken.

Zusätzlich treten im Jugendalter häufig weitere akute Belastungssituationen auf: Das Ende einer engen Freundschaft, die Trennung von der ersten Freundin oder dem ersten Freund, die Scheidung der Eltern, der Tod der Großeltern oder auch Probleme in der Schule und Mobbing beziehungsweise das Erleben, in irgendeiner Form ausgeschlossen zu werden, sind mögliche belastende Lebensereignisse bei jungen Menschen.

Wenn Jugendliche sich mit der aktuellen Lebenssituation überfordert fühlen, dann kann es ebenso wie bei Erwachsenen sein, dass Suizid als letzter möglicher Ausweg aus einer schmerzhaften Lage wahrgenommen wird. Eine Suizidandrohung kann ein Ventil sein, mit dessen Hilfe auf die als ausweglos empfundene Situation hingewiesen wird.

Merke: Suizidgedanken und -äußerungen sollte man immer ernst nehmen!

Suizidgedanken und -äußerungen sind ein Hilferuf und ein Hinweis, dass ein Mensch sich nicht anders auszudrücken weiß. Damit sind sie immer der Ausdruck extremer innerer Belastung oder seelischer Schmerzen. Wenn Sie sich durch wiederholte Suizidankündigungen Ihres Kindes erpresst fühlen, dann finden Sie Hinweise im Kapitel 4.8.

Insbesondere in der Pubertät kann es für Eltern schwierig sein, einen Zugang zu ihrem Kind zu finden. Die Identitätsfindung der Jugendlichen ist immer mit einer Abnabelung von den Eltern verbunden, was für diese oft schmerzhaft ist. Das Kind, das man so gut kannte, erscheint einem manchmal fremd. Der Jugendliche tut und sagt Dinge, die in der Familie eigentlich unüblich sind. Es kann zu Ärger über wahrgenommenes Fehlverhalten und Trauer über das Lockern der engen Bindung an das Kind kommen.

Wenn das eigene Kind davon spricht, sich umbringen zu wollen, dann können auch Schuldgefühle entstehen, und viele Eltern stellen sich die Frage, wie es so weit kommen konnte. Häufig spüren Eltern nach einer ersten Schockphase auch Schamgefühle, was andere Menschen wohl darüber denken, dass Suizidalität in der eigenen Familie ein Thema ist. Auch die Gedanken, das Kind „wolle nur Aufmerksamkeit“ oder „würde versuchen, mit diesen Aussagen jemanden zu manipulieren“ sind häufig. Das Erlangen von Aufmerksamkeit kann ein wichtiger Teil einer Suizidankündigung sein – tatsächlich wissen suizidale Menschen oft keinen anderen Weg mehr, um klarzumachen, dass sie Hilfe benötigen. Suizidankündigungen sind immer ein Hilferuf und Ausdruck einer inneren Not!

Merke: Offen über Suizidalität zu reden kann ein wichtiger erster Schritt sein

Suizidales Verhalten kann sich auch im Verborgenen entwickeln. Wenn jemand seine Suizidgedanken offen äußert, dann ist dies eine Chance, einzugreifen!

2.3 Gibt es Suizidalität bei Kindern überhaupt?

Dieses Thema wird sogar in Fachkreisen immer wieder umstritten diskutiert. Kinder könnten die „Endgültigkeit des Todes" noch nicht einschätzen, deshalb wären sie auch nicht in der Lage, ihrem Leben „bewusst" ein Ende zu setzen. Häufig wird argumentiert, Kinder hätten eine andere Todesvorstellung, eher im Sinne eines „Weggehens". Es wird davon ausgegangen, dass Kinder erst in einem Alter von 8 Jahren die Unumkehrbarkeit des Todes zu begreifen beginnen, und erst ab 10 bis 12 Jahren ein den Erwachsenen ähnliches Todesverständnis entwickeln.

Wie in den Kapiteln 2.5 und 3.1 noch genauer beschrieben, ist bei einem Suizid im Allgemeinen bei Menschen jeden Alters das Denken stark eingeengt. Daher ist in der Regel auch die „Freiheit" beim Treffen der Entscheidung stark eingeschränkt. Es stellt sich also bei jedem Menschen, egal ob Erwachsener, Jugendlicher oder Kind, die Frage, wie bewusst und absichtlich die Suizidhandlung ist.

Letztlich ist auch nicht entscheidend, welche Todesvorstellung ein Kind hat. Tatsache ist, dass Suizidhandlungen und vollendete Suizide bei Kindern traurigerweise tatsächlich vorkommen!

Merke: Kinder können Leid ebenso schmerzvoll empfinden wie Erwachsene

Auch Kinder können in Notsituationen geraten, die sich unerträglich leidvoll anfühlen, ihnen subjektiv nicht lösbar erscheinen und zu intensiver Verzweiflung führen können! Daher sollten auch bei Kindern alle Anzeichen und Äußerungen von Suizidalität ernst genommen werden!

Beispiel: Luca (Fortsetzung)

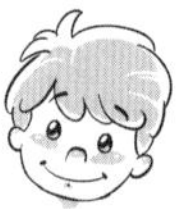

Luca, sein Bruder und seine Mutter unternehmen am Wochenende eine kleine Wanderung. Bei einem Steilhang verhält sich Luca sehr unvorsichtig und geht nahe am Abgrund entlang. Lucas Mutter erschrickt und ermahnt ihn zunächst, weiter vom Abhang wegzugehen. Luca fragt, ob er tot wäre, wenn er den Steilhang hinunterfallen würde. Lucas Mutter ist beunruhigt, ihr Bauchgefühl sagt ihr, dass die Situation für Luca ungewöhnlich und ernst ist. Beim Zubettgehen sagt sie Luca, dass seine Frage sie sehr erschrocken hat und dass sie sich Sorgen macht. Im weiteren Gespräch verschlimmert sich die Sorge der Mutter: Luca scheint sich tatsächlich intensiv mit dem Thema Tod auseinanderzusetzen. Zum Beispiel stellt er seiner Mutter die Frage, ob nach dem Sterben denn „alles besser würde, da man danach nicht mehr traurig sein muss“.

2.4 Häufigkeit von Suizidalität bei Kindern und Jugendlichen

Fast jeder Mensch denkt im Laufe seines Lebens einmal an Suizid. Die Beschäftigung mit Themen wie Tod und Sterben ist insbesondere im Jugendalter sehr häufig. Abbildung 1 beschreibt die Entwicklung von Suizidalität und das jeweilige Suizidrisiko. Suizidgedanken befinden sich an der Basis der hellgrauen Pyramide, sind also am häufigsten und stehen meist am Beginn der Entwicklung. Viele Kinder und Jugendliche beschreiben auch Tagträume über Suizid, also Suizidfantasien. Konkrete Suizidpläne (wo und wie könnte ich es tun?) sind weniger häufig, tatsächlich umgesetzte Suizidhandlungen kommen noch seltener vor. Mit dem Schmälerwerden der hellgrauen Pyramide wird das Suizidrisiko jedoch (siehe dunkelgraue Pyramide) immer höher! Bei Suizidgedanken ist das Risiko noch niedrig, dieses steigt aber bei konkreten Suizidplänen stark an. Am höchsten ist es bei tatsächlichen Suizidhandlungen. Wenn bereits ein Suizidversuch begangen wurde, dann ist die Situation sehr ernst zu nehmen, und unbedingt professionelle Hilfe nötig!

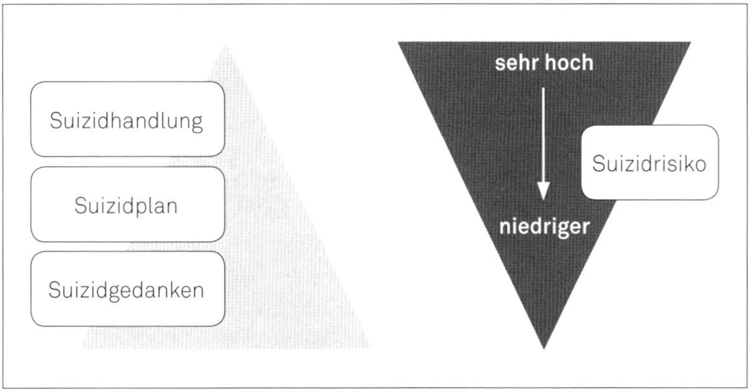

Abbildung 1: Pyramiden der Suizidalität

Merke: Formen und Stufen der Suizidalität

Vorübergehende, passive Gedanken an Suizid sind häufig und klingen in den meisten Fällen wieder ab. Aktive, sich aufdrängende Gedanken sind hingegen ein deutlicheres Warnsignal. Wenn Betroffene von konkreten Suizidplänen berichten, dann ist absolute Vorsicht geboten. Besonders hoch ist die Gefährdung bei Menschen, die bereits einen Suizidversuch begangen haben.

Zum Glück kommen im deutschsprachigen Raum vollendete Suizide bei unter 10-Jährigen sehr selten vor. Die Häufigkeit steigt jedoch in der Altersgruppe 10-bis 14-Jähriger, und noch deutlicher in der Altersgruppe der 15- bis 19-Jährigen an. Im späteren Jugendalter gibt es einen deutlichen Geschlechtsunterschied – Suizide sind bei Jungen rund doppelt so häufig wie bei Mädchen. In Österreich sterben jährlich etwa 30 bis 40 junge Menschen durch Suizid, in Deutschland sind es rund 210 bis 220, in der Schweiz ungefähr 100.

Merke: Suizid ist eine häufige Todesursache!

Betrachtet man vollendete Suizide in Relation zu anderen Todesursachen, so ist in Österreich der Suizid die häufigste Todesursache bei 10- bis 14-Jährigen und bei 15- bis 19-Jährigen die zweithäufigste Todesursache nach Unfällen! Auch in anderen europäischen Ländern ist bei Jugendlichen der Suizid die zweit- bzw. dritthäufigste Todesursache.

Die niedrigen Zahlen vollendeter Suizide bei Kindern und Jugendlichen sollten nicht darüber hinwegtäuschen, dass sich insbesondere Jugendliche sehr oft mit Suizidgedanken beschäftigen und auch Suizidversuche verüben, die zum Glück nicht tödlich enden.

Merke: Suizidgedanken sind ein häufiges Phänomen

Ihr Kind hat mit hoher Wahrscheinlichkeit schon einmal über Suizid nachgedacht. Sie bringen es sicher nicht auf „dumme Ideen“, wenn Sie nachfragen, sondern Sie signalisieren damit Bereitschaft, sich auf die Gedanken Ihres Kindes einzulassen, um seine Welt und seine Sicht der Dinge zu verstehen.

Die Zahl der Suizidversuche wird in Fachkreisen ca. 10- bis 30-mal so hoch geschätzt, wie die Zahl der vollendeten Suizide. Bei den Suizidversuchen ist das Geschlechterverhältnis anders herum. Es begehen also mehr Mädchen als Jungen Suizidversuche.

2.5 Entwicklung von Suizidalität

Meist entwickelt sich Suizidalität über einen längeren Zeitraum aus Lebenskrisen heraus. Oft gibt es am Ende dieser Entwicklung Auslöser, die wie kleine Bagatellen wirken, die eine Krise zum Eskalieren bringen können. Dies kann zum Beispiel ein Streit oder eine Trennung sein.

Lebenskrisen bei Kindern

Sie als Eltern können Krisen Ihrer Kinder nicht verhindern – aber Sie können sie mit Verständnis und Liebe begleiten! Wenn Ihr Kind Anzeichen einer Krise oder von Überforderung zeigt, sollten Sie dem nachgehen. Beobachten Sie Ihr Kind und sprechen Sie mit ihm. Holen Sie sich im Zweifelsfall professionelle Hilfe!

Die Ursachen für jeden Suizid sind so vielfältig wie Menschen selbst.

Merke: Suizidalität ist immer die Summe aus mehreren Faktoren!

Sollte Ihr Kind von einem oder mehreren der folgenden Themen betroffen sein, dann kann dies (muss aber nicht zwangsläufig) zu Suizidalität führen! Bedenken Sie, dass immer die Zusammenschau aller Faktoren wichtig ist.

Folgende Umstände oder Ereignisse kommen laut Forschungsergebnissen öfter in den Vorgeschichten von suizidalen Kindern und Jugendlichen vor:

- Suizid in der Familie oder im Freundeskreis,
- Verlusterfahrungen durch Tod, Scheidung, Trennung oder Umzug,
- Probleme innerhalb der Familie,
- Probleme im Freundeskreis,
- Probleme in der Schule oder mit Leistungsanforderungen,
- Depression,
- Suchtmittelmissbrauch/-abhängigkeit,
- weitere psychische Erkrankungen,
- Zugehörigkeit zu einer sexuellen Minorität,
- Schwangerschaft,
- Selbstverletzung und häufige Unfälle,
- körperlicher, psychischer, emotionaler oder sexueller Missbrauch.

Im Folgenden wird nun noch näher auf die genannten Faktoren eingegangen:

Suizid in der Familie oder im Freundeskreis

Wenn es in der Familie oder im Freundeskreis zu einem Suizid oder Suizidversuch kommt, ist das für alle eine sehr belastende und herausfordernde Situation. Automatisch stellt sich die Frage nach dem „Warum?" – nur selten kann diese zufriedenstellend beantwortet werden. Eine Vielzahl von wechselnden Gefühlen wie Trauer, Wut und Scham sind quälend für die Hinterbliebenen.

Aus der Forschung wissen wir, dass Suizide weitere Folgesuizide auslösen können. Sich aus einer schwierigen Lebenssituation zu befreien, indem man sich das Leben nimmt, wird als Lösungsmöglichkeit vorgelebt und kann so Nachahmer finden.

Beispiel: Luca (Fortsetzung)

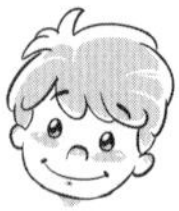

Als Luca 6 Jahre alt war, hat sein Vater Suizid begangen. Lucas Mutter hat sich nach dem Tod ihres Mannes sehr bemüht, für ihre Söhne da zu sein und ihnen das Geschehene einfühlsam zu erklären. Natürlich war diese Zeit für sie persönlich auch sehr belastend. Zu dem Zeitpunkt lebte die Familie eine zweistündige Autofahrt von den Großeltern und den Geschwistern der Mutter entfernt. Auch wenn der Zusammenhalt mit den Verwandten gut war, war Lucas Mutter mit ihren Kindern sehr häufig alleine und fühlte sich überfordert. Von Freundinnen zog sie sich in der Zeit zurück, da sie der Meinung war, sie könne derart viel Unterstützung von einer Freundschaft nicht verlangen. Lucas Mutter erinnert sich nur lückenhaft an diese dunkle, sehr belastende Zeit, in der sie trotzdem bestmöglich für Ihre Kinder da war.

Man sollte in diesem Zusammenhang auch nicht vergessen, dass Suizide von Menschen, die in der Öffentlichkeit stehen, insbesondere von Idolen, Nachfolgesuizide anregen können.

Sollte im Umfeld Ihres Kindes ein Suizid geschehen sein, oder Ihr Kind in irgendeiner anderen Form (z. B. über Medien) mit diesem Thema konfrontiert sein, dann können Sie Ihr Kind bei der Verarbeitung dieses Themas unterstützen. Hierzu finden Sie Informationen im Kapitel 6.4.

Verlusterfahrungen durch Tod, Scheidung, Trennung oder Umzug

Auch Kinder und Jugendliche erleben häufig schon belastende Verluste. Der Tod eines Familienangehörigen oder die Trennung von geliebten Bezugspersonen aufgrund verschiedenster Ursachen gehören zu den gravierendsten Ereignissen in diesem Lebensabschnitt. So kann die Trennung der Eltern beim Kind das Gefühl auslösen, einen Elternteil „verloren“ zu haben. Für viele Jugendliche stellt wiederum Liebeskummer eine der ersten größeren Krisen im Leben dar.

Beispiel: Leonie (Fortsetzung)

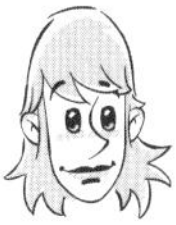

Vor ungefähr einem halben Jahr hatte Leonie ihren ersten festen Freund, Paul, kennengelernt, der eine Parallelklasse in ihrer Schule besucht. Vor sechs Wochen hatte Paul dann Leonie nach der Schule um ein Gespräch gebeten. Bei diesem machte er Schluss mit ihr, weil er sich in ein anderes Mädchen, Mia, verliebt hatte. Leonie ging gleich danach nach Hause. Sie fühlte sich völlig umnebelt und unfähig, zu verstehen, was gerade passiert war. Auf dem Heimweg schrieb sie Paul mehrere Nachrichten, da sie das Geschehene noch nicht glauben konnte. Die Nachrichten blieben unbeantwortet. Als Leonie nach Hause kam, merkten ihre Eltern sofort, dass etwas nicht stimmte. Leonie begann zu weinen und erzählte ihren Eltern, was geschehen war. Ihre Eltern trösteten sie, so gut es ihnen möglich war, und auch in den nächsten Tagen brachten sie ihr viel Verständnis entgegen. Sie hofften, mit dem Abklingen des Schocks würde sich Leonie auch wieder stabilisieren. Leonie blieb ein paar Tage von der Schule zu Hause, dann unterstützten ihre Eltern sie aber wieder dabei, regelmäßig am Unterricht teilzunehmen, um in Kontakt mit ihren Freundinnen zu bleiben. In der Diskussion darüber meinte Leonie, „sie würde keinen Schulabschluss mehr brauchen, der wäre jetzt ohnehin bedeutungslos“. Ihre Eltern nahmen die Äußerungen zunächst nicht ernst. Leonie sieht Paul und Mia öfter in den Pausen gemeinsam auf dem Schulhof – das ist sehr schmerzhaft für sie. Insbesondere die längere Nachmittagspause vor dem Sportunterricht empfindet sie als quälend. Deshalb hat sie schon ein paar Mal den Sportunterricht geschwänzt und sich bei der Lehrerin mit Migräne dafür entschuldigt. Als die Eltern dahinterkommen und Leonie eröffnen, dass sie erwarten, dass sie wieder regelmäßig die Schule besucht, äußert sie Suizidgedanken, „sie würde sich lieber umbringen, als Paul und Mia gemeinsam sehen zu müssen".

Beispiel: Luca (Fortsetzung)

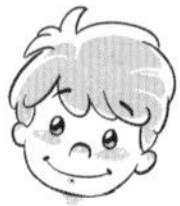

Um den Großeltern näher zu sein, ist die Familie von Luca vor einem Jahr umgezogen. Der Umzug war für die ganze Familie schwer. Luca wurde am neuen Wohnort eingeschult, was zunächst auch sehr gut lief. Luca fällt es aber nicht leicht, Freunde zu finden. Oft wirkt er verschlossen und schweigsam. In den Pausen sitzt er allein auf dem Pausenhof. Er denkt dann oft an den Kindergarten und seine Freunde, die er jetzt nicht mehr sehen kann. Er vermisst auch das Haus, in dem er aufgewachsen ist, sehr.

Probleme innerhalb der Familie

Hiermit sind vor allem anhaltende Konflikte mit den Eltern gemeint, nicht vereinzelte pubertäre Reaktionen oder Streitigkeiten. Dies können zum Beispiel sehr häufige Streitigkeiten sein, bei denen kein Kompromiss gefunden werden kann und die auch mit zeitlichem Abstand nicht mit einer Versöhnung gelöst werden können.

Zusätzlich können belastete Familiensituationen wie Armut, körperliche oder psychische Erkrankung eines Familienmitgliedes, fehlender Zusammenhalt oder dauernde Konflikte zwischen den Eltern die Entwicklung von Suizidalität beeinflussen.

Probleme im Freundeskreis

Das Gefühl, keine Freundinnen oder Freunde zu haben bzw. nicht dazuzugehören, kann Kinder und Jugendliche schwer belasten. Fehlende soziale Unterstützung ist in jedem Lebensalter ein zentraler Risikofaktor für Suizidalität.

Mögliche Anzeichen für Probleme im Freundeskreis

- Ihr Kind berichtet, dass es keine Freundinnen oder Freunde hat.
- Ihr Kind erzählt, dass es gemobbt wird oder aus einer Gruppe ausgeschlossen wird.
- Ihr Kind zieht sich ohne konkreten Grund aus früher funktionierenden Freundschaften zurück.

Probleme in der Schule oder mit Leistungsanforderungen

Viele Kinder empfinden Leistungsdruck in der Schule genauso belastend, wie Erwachsene ihn in der Arbeitswelt wahrnehmen. Insbesondere Jugendliche stehen vor der Aufgabe der Entwicklung einer eigenen beruflichen Identität.

Einige Anzeichen für Probleme in der Schule

- Ihr Kind vermittelt ein Gefühl von Überforderung.
- Verschlechterung der Leistungen.
- Heimliches Fernbleiben vom Unterricht.

Depression

Depressionen sind, wie bereits im Kapitel 2.1 beschrieben, häufig in der Vorgeschichte eines Suizids zu finden. Wesentliche Merkmale sind eine gedrückte Stimmung, der Verlust von Freude und Interesse an Dingen, die früher Freude bereitet haben, und die Tendenz, sich von anderen Menschen zurückzuziehen. Anzeichen können aber auch sehr aggressives und risikofreudiges Verhalten sein.

Depressionen können bereits im Kindesalter beginnen. In jedem Alter zeigen sie sich unterschiedlich. Im Kasten aufgelistet finden Sie einige Anzeichen, die Sie wachsam machen sollten. Die Diagnose einer Depression kann aber nur von Fachpersonal gestellt werden!

Mögliche Anzeichen für Depressionen bei Kindern und Jugendlichen

- häufige Traurigkeit, Weinen
- starke, oft tageszeitliche Stimmungsschwankungen
- keine Lust auf Hobbys oder Unternehmungen, die dem Kind oder Jugendlichen früher Spaß gemacht haben
- zunehmender Rückzug von Familie und Freunden
- Schwierigkeiten, sich zu konzentrieren oder sich Dinge zu merken
- Verschlechterung der schulischen Leistung
- schlechter Schlaf oder zu viel Schlaf, in der Früh nicht aufstehen wollen
- sehr wenig oder sehr starker Appetit (und dadurch eine Veränderung des Körpergewichts)
- häufige Kopf- oder Bauchschmerzen
- wenig Selbstvertrauen und häufige Selbstkritik
- Ängstlichkeit

Beispiel: Leonie (Fortsetzung)

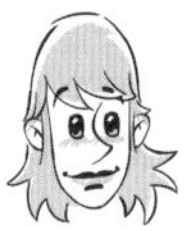

Seit einigen Wochen gibt es zwischen Leonie und ihrer Mutter immer wieder Streit, da ihre schulischen Leistungen schlechter werden. Leonie fällt es schwer, sich auf die Schule zu konzentrieren. Meist sitzt sie in ihrem Zimmer und hört Musik. Häufig möchte sie dann auch nicht gemeinsam mit der Familie essen, sondern in ihrem Zimmer. Die Eltern versuchen es immer wieder, aber Leonie mag mit niemandem darüber reden, außer mit ihrer Freundin Hanna.

Beispiel: Luca (Fortsetzung)

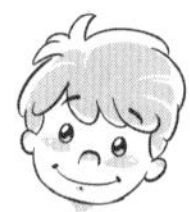

Wenn Luca von der Schule nach Hause kommt, wartet seine Mutter schon mit dem Essen auf ihn. Heute hat sie ihm sein Lieblingsgericht, Spagetti mit Tomatensauce, gekocht. Luca kostet zwar davon, lässt den Teller aber nach zwei Bissen stehen.

Suchtmittel-Missbrauch/Abhängigkeit

Zigaretten, Alkohol und illegale Drogen sind im Leben der meisten Jugendlichen (aber immer mehr auch schon bei Kindern) ein Thema. Unter dem Druck Gleichaltriger „probieren" viele Jugendliche psychotrope Substanzen, werden aber nicht abhängig. Wenn Jugendliche mit schwierigen Lebensumständen überfordert sind, kann der Griff zum Alkohol oder zu Drogen (wie auch bei Erwachsenen) ein Versuch sein, Probleme zu lösen bzw. die Situation besser ertragen zu können. Konsum psychotroper Substanzen und Suizidalität können also gemeinsam oder auch getrennt voneinander vorkommen.

Merke: Die Kombination von Risikofaktoren ist entscheidend

Eine Kombination aus Krise, Suizidalität und Alkohol- bzw. Drogenkonsum ist gefährlich. Substanzkonsum führt zu einer Enthemmung und es ist dann wahrscheinlicher, dass jemand eine suizidale Handlung setzt.

Weitere psychische Erkrankungen

Suizidalität kann (muss aber nicht) ein Hinweis auf eine tiefergehende psychische Erkrankung sein. Diese kommen nicht nur bei Erwachsenen vor, sondern sind auch im Kindes- und Jugendalter möglich. Laut Fachliteratur leiden sogar 15 bis 20 Prozent der unter 20-Jährigen daran, und es wird geschätzt, dass bei etwa 8 bis 14 Prozent der Kinder und Jugendlichen eine Behandlung dringend notwendig wäre.

Folgende psychische Erkrankungen können auftreten: Angsterkrankungen (z. B. vor verschiedenen Situationen, Objekten, sozialem Kontakt, etc.), somatoforme Störungen (ein psychisches Problem äußert sich auf einer körperlichen Ebene, z. B. als wiederkehrende Schmerzen), Störungen des Sozialverhaltens (Aggression, Kriminalität, etc.), Traumafolgestörungen (Reaktionen nach dem Erleben einer extrem belastenden, lebensbedrohenden Situation), verschiedene Entwicklungsstörungen, ADHS (Zeichen von Unaufmerksamkeit und Hyperaktivität), Zwangserkrankungen (z. B. Waschzwang), Essstörungen (zu wenig essen, erbrechen, etc.), und auch Schizophrenie.

Merke: Warten Sie nicht ab, bis Beschwerden chronisch werden

Sollten Sie den Eindruck haben, dass hinter der Suizidalität Ihres Kindes eine psychische Erkrankung steht, dann suchen Sie Rat bei Expertinnen oder Experten. Bedenken Sie, dass psychische Krankheiten im Kindes- und Jugendalter glücklicherweise noch nicht chronifiziert sind, wie es im späteren Lebensalter häufig der Fall ist. Sie lassen sich sowohl mit medikamentösen als auch mit nicht medikamentösen Therapieverfahren sehr gut behandeln!

Zugehörigkeit zu einer sexuellen Minorität (LSBTIQ)

Die Pubertät ist die Zeit der Identitätsfindung, auch in sexueller Hinsicht. Jugendliche, die einer sexuellen Minorität angehören, haben ein erhöhtes Suizidrisiko. Betroffen sind Menschen mit einer homosexuellen (lesbisch oder schwul) oder bisexuellen Orientierung, transgender Personen (bei denen die Geschlechtsidentität vom biologischen oder bei der Geburt zugeordneten Geschlecht abweicht) und Inter* Menschen (bei denen zumindest in einem Geschlechtsmerkmal keine typische männliche oder weibliche Form vorliegt). Am höchsten ist das Suizidrisiko im Jugendalter, da dies häufig die Zeit ist, in der es zu einem Coming-out kommt, d.h. die oder der Jugendliche seine sexuelle Orientierung für sich klarer erkennt und bekannt macht. Immer wieder erhalten Jugendliche, die zu einer sexuellen Minorität gehören, nicht die Unterstützung, die sie bräuchten, oder werden diskriminiert, isoliert und gemobbt. Aber auch die Angst vor Abwertung und das daraus folgende Geheimhalten der sexuellen Orientierung können erheblichen Stress auslösen und schwer belasten.

Schwangerschaft

Schwanger zu sein oder ein Kind gezeugt zu haben, ist wahrscheinlich für den Großteil der Jugendlichen unvorstellbar. Wenn dies aber der Fall ist, stellen Fragen wie „Wie sage ich es meinen Eltern?“, „Wie kann ich die Verantwortung für ein Kind übernehmen?“, „Was wird mein Freundeskreis über mich denken?“, „Wie soll ich denn jetzt die Schule abschließen?“ oder „Wie soll mein Körper die Schmerzen einer Geburt aushal-

1 Hinweis: LSBTIQ = lesbisch, schwul, bisexuell, transgender, intersexuell, queer

ten?“ junge Menschen vor ein als nicht lösbar erscheinendes Problem und können eine Lebenskrise auslösen.

Selbstverletzung und häufige Unfälle

Unter Selbstverletzung versteht man, dass eine Person sich selbst absichtlich verletzt. Dazu zählt unter anderem, sich zu ritzen, zu schneiden, zu kratzen, zu verbrennen oder zu schlagen. Weiter versteht man darunter, giftige Substanzen einzunehmen oder gefährliche Verhaltensweisen wie Springen aus großer Höhe oder das Provozieren eines Verkehrsunfalls. Meist geht es darum, Anspannung abzubauen oder Wut rauszulassen – und nicht darum, tatsächlich zu sterben. Natürlich kommt es auch häufig vor, dass Selbstverletzung nachgeahmt wird oder der Versuch, Aufmerksamkeit zu erreichen, dahintersteckt. In jedem Fall sollten Sie auf dieses Verhalten reagieren.

Merke

Je mehr Ihr Kind die Selbstverletzung vor Ihnen verbirgt, umso aufmerksamer sollten Sie das Verhalten als mögliches Warnsignal betrachten!

Mögliche Anzeichen für Selbstverletzung

Mögliche Anzeichen für Selbstverletzung können sein:

- Wenn Ihr Kind sich plötzlich und ohne ersichtlichen Grund weigert, bei warmen Temperaturen ein kurzärmliges T-Shirt oder eine kurze Hose zu tragen.
- Wenn es plötzlich nicht mehr schwimmen gehen oder am Sportunterricht teilnehmen möchte.
- Erklärungen für Verletzungen, die Ihnen nicht plausibel erscheinen („Die Katze hat mich gekratzt.“).
- Regelmäßige Narben, die nicht wie Zufallskratzer aussehen.

Missbrauchserfahrungen

Körperlicher, psychischer, emotionaler oder sexueller Missbrauch sind Lebensereignisse, die Kinder schwer und nachhaltig belasten und zum Teil auch traumatisieren können. In jedem Fall brauchen Kinder Unterstützung bei der Verarbeitung der Geschehnisse.

3 Hilfe bei Suizidalität

3.1 Wann sollte man wie eingreifen?

Befragt man Betroffene selbst oder auch Expertinnen und Experten über die Entstehung von Suizidalität, so bekommt man häufig zu hören, dass sich diese über einen längeren Zeitraum entwickelt hat. Diese Tatsache ist gut - denn sie eröffnet die Möglichkeit, an vielen Stellen helfend gegenzusteuern!

Der Psychiater Walter Pöldinger hat 1968 die suizidale Entwicklung mit drei Phasen beschrieben[2]. Bitte beachten Sie, dass diese Beschreibung eine Orientierung ist, und dass die Phasen nicht immer in dieser Reihenfolge ablaufen müssen. Es kann auch zu einem Zurückfallen in vorherige Phase kommen oder auch zu einer Entscheidung gegen den Suizid - entweder aus eigenen Überlegungen, weil sich die Situation verändert hat, oder auch weil Unterstützung gefunden wurde. Jeder Mensch ist individuell und in jeder Phase gibt es die Möglichkeit, aktiv einzugreifen!

1. Stadium: Erwägung (Wäre das vielleicht eine Lösung?)

Meist entwickeln Betroffene in schwierigen und belastenden Lebenssituationen nach und nach die Ideen, Gedanken und Fantasien, sich umzubringen. Warum? Betroffene haben aus ihrer Sicht schon alles probiert, um an der leidvollen Situation etwas zu ändern, aber nichts hat wirklich funktioniert. Häufig sehen sie keine andere Möglichkeit mehr, aus einer schmerzhaften Lage zu entkommen. Das heißt nicht, dass es tatsächlich keinen Ausweg mehr gibt, aber für die Betroffenen ist er oft nicht mehr vorstellbar. Der Gedanke an Suizid tritt häufiger auf, wenn sich im sozialen Umfeld schon jemand das Leben genommen hat.

---

2 nach Pöldinger, W. (1968). *Die Abschätzung der Suizidalität.* Bern: Verlag Hans Huber.

Merke: Wie soll ich mich verhalten?

In dieser Phase geht es hauptsächlich darum, mit Ihrem Kind ein ehrliches und offenes Gespräch zu führen. Hinweise dazu finden Sie im Kapitel 4.

Beispiel: Luca (Fortsetzung)

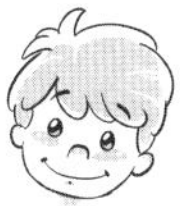

Lucas Mutter nimmt all ihren Mut zusammen und fragt ihren Sohn, wie es ihm geht, wenn er an seinen Vater denkt, und ob er selber auch darüber nachdenken würde, sich das Leben zu nehmen. Luca scheint tatsächlich über das Thema zu grübeln. Beim näheren Nachfragen stellt sich heraus, dass ihm schon öfter der Gedanke gekommen ist, sich zu erhängen oder von einem Hochhaus zu springen.

2. Stadium: Ambivalenz (Soll ich oder soll ich nicht?)

Zu Beginn sind Betroffene meist hin- und hergerissen zwischen dem Wunsch, zu leben, und dem Wunsch nach Ruhe und danach, die als hoffnungslos empfundene Lebenssituation schnellstmöglich und mit allen Mitteln zu beenden.

In dieser Lage geben Menschen häufig Warnsignale und Hilferufe von sich. Beispiele dafür wurden schon im Kapitel 2.1 aufgezählt. Mindestens 80 Prozent der Kinder und Jugendliche schicken einen verbalen oder nonverbalen Appell an die Außenwelt. Leider gibt es aber auch Betroffene, die dies nicht tun. Häufig können Hinterbliebene beiläufig geäußerte Hilferufe (wie „Eh schon egal!") auch erst im Nachhinein als solche erkennen. Auch wenn die meisten Suizidankündigungen nicht mit tatsächlichen Suiziden enden – derartige Aussagen sollten in jedem Fall ernst genommen und hinterfragt werden. Sollten Sie sich durch wiederholte Suizidankündigungen „erpresst" fühlen, dann finden Sie nähere Informationen im Kapitel 4.8. In dieser Phase kann es auch zu Suizidversuchen kommen.

Merke: Wie soll ich mich verhalten?

Sollten Sie Warnsignale an Ihrem Kind bemerken, dann holen Sie sich Unterstützung. Kontaktadressen finden Sie im Anhang (vgl. S. 73).

3. Stadium: Entscheidung (Ich mache Schluss!)

In dieser Phase haben Betroffene sich für den Suizid entschieden. Weil sie sich nicht mehr in dem Spannungszustand der Ambivalenz befinden, wirken Menschen häufig ruhiger und entspannter, nachdem diese Entscheidung gefallen ist. Leider wird dies oft als Hinweis missverstanden, dass es jemandem „wieder besser geht". Tatsächlich handelt es sich aber nur um eine „Ruhe vor dem Sturm" und um kurzzeitige Entspannung, weil eine sehr belastende Phase des Hin und Her endlich beendet ist.

Manche, jedoch nicht alle Betroffenen, schreiben einen Abschiedsbrief. Meist gibt es einen konkreten Plan (auf welche Art und Weise man sich töten wird), und es werden Vorbereitungen getroffen (Informationen eingeholt, Mittel besorgt). Oft werden liebe Besitztümer verschenkt oder Haustiere weggegeben.

Häufig gibt es eine letzte Begebenheit, die wie eine „Initialzündung" für den Suizid wirkt. Dies kann zum Beispiel ein konkreter Streit in der Schule, im Freundes- oder Familienkreis sein.

Merke: Wie soll ich mich verhalten?

Wenn nach einer längeren belastenden Zeit ohne ersichtlichen Grund eine Verbesserung eintritt, dann suchen Sie unbedingt das Gespräch mit Ihrem Kind. Fragen Sie nach, ob sich etwas, und wenn ja, was sich verändert hat. Sollte sich bei diesem Gespräch Ihre Sorge bestätigen, dass sich Ihr Kind in der Phase des Entschlusses befindet, lassen Sie Ihr Kind nicht alleine und holen Sie sich umgehend Unterstützung (wie in Kapitel 3.2 beschrieben). Jetzt ist nicht mehr der richtige Zeitpunkt, um die Verantwortung alleine zu tragen!

3.2 Hilfe bei akuter Suizidalität

Unter „akuter Suizidalität" versteht man, dass jemand unmittelbar davorsteht, sich das Leben zu nehmen und dringend Hilfe benötigt.

Wahrscheinlich sind Sie in großer Sorge und es fällt Ihnen schwer, einen klaren Gedanken zu fassen. Besteht die Möglichkeit, dass jemand Sie in dieser Situation unterstützt? Kontaktieren Sie eine Person, der Sie vertrauen, und die auch verfügbar ist.

Merke: Lassen Sie Ihr Kind jetzt in keinem Fall alleine

Wenn Sie weggehen, um Hilfe zu holen, oder um etwas zu organisieren, dann sorgen Sie dafür, dass ein anderer Erwachsener bei Ihrem Kind bleibt!

Wenn Sie keinen anderen Weg sehen, dann zögern Sie nicht, einen Notruf zu wählen. Folgende Nummern können Sie nutzen (vgl. Tab. 1):

Tabelle 1: Deutschsprachige Notrufnummern

Europaweite Notrufnummer	112
Österreich	Rettung: 144 Polizei: 133
Deutschland	Rettung: 112 Polizei: 110
Schweiz	Rettung: 144 Polizei: 117

Die genaue Vorgehensweise der Rettungskräfte ist in den einzelnen Ländern, Bundesländern bzw. Kantonen gesetzlich geregelt. Unabhängig davon, welche Einsatzkräfte (Polizei oder Rettung) Sie rufen, die darauffolgende Hilfestellung ist dieselbe. In der Regel wird die zweite Einsatzorganisation ohnehin auch automatisch alarmiert.

Die hinzugezogene Ärztin oder der Arzt entscheidet, ob eine stationäre Unterbringung Ihres Kindes nötig ist. Wenn Ärztin oder Arzt nicht greifbar sein sollten, kann diese Entscheidung auch von den Einsatzkräften getroffen werden. In jedem Fall werden sich alle beteiligten Personen darum bemühen, dass Ihr Kind die Notwendigkeit einer Behandlung erkennt und einwilligt, mit in die Klinik zu fahren. Ihr Kind wird dann in das nächstgelegene Krankenhaus mit psychiatrischer Kinder- und Jugendstation gebracht. Fragen Sie danach, es als Erziehungsberechtigte bzw. Erziehungsberechtigter bis zur Aufnahme begleiten zu dürfen.

Je nach Stadium der Suizidalität ist die stationäre Behandlung Ihres Kindes notwendig. Stationär bedeutet, dass Ihr Kind in einer Klinik als Patientin bzw. Patient aufgenommen wird, da eine intensive Behandlung erforderlich ist. Durch eine stationäre Behandlung besteht die Möglichkeit, ein bisschen „Abstand" vom Alltag zu bekommen, weil sich der betroffene Mensch dann nicht in seinem gewohnten Lebensumfeld befindet. Vertrauen Sie bei der Entscheidung, ob Ihr Kind in eine Klinik aufgenommen wird oder zu Hause bei Ihnen bleiben kann, auf den Rat der Expertinnen und Experten. Es kann sein, dass die behandelnden Ärztinnen oder Ärzte der Klinik eine Medikamenteneinnahme empfehlen. Meistens wird parallel dazu auch eine Psychotherapie und/oder psychologische Behandlung begonnen. Nach dem Aufenthalt in der Klinik, wenn Ihr Kind wieder bei Ihnen zu Hause ist, kann es nötig sein, dass es weiterhin Medikamente einnimmt und zur Psychotherapie und/oder psychologischen Behandlung geht.

Wenn Sie sich dazu in der Lage sehen, können Sie auch selbst mit Ihrem Kind eine Klinik oder den Notfalldienst einer Beratungseinrichtung aufsuchen. Kontaktnummern und Informationen über Hilfsangebote finden Sie im Anhang dieses Ratgebers (vgl. S. 73).

3.3 Professionelle Hilfsangebote

Viele verschiedene Berufsgruppen können Sie unterstützen. Je nachdem, wie die behandelnden Expertinnen oder Experten die Situation einschätzen, wird eine passende Behandlung empfohlen bzw. begonnen. Folgende Behandlungen können nötig sein:

- Eine Ärztin oder ein Arzt wird vielleicht die Einnahme eines Medikamentes empfehlen.
- Wahrscheinlich werden mit Ihrem Kind psychologische Tests durchgeführt.
- Meistens erhalten Kinder oder Jugendliche eine ausführliche Beratung. Häufig werden auch die Eltern in diese mit einbezogen. Manchmal kann eine Beratung der Eltern ausreichend sein.
- Es kann aber auch sein, dass Ihnen für Ihr Kind und auch für Sie selbst eine länger dauernde Psychotherapie empfohlen wird.

Da es nicht immer leicht ist, die verschiedenen Berufsgruppen zu unterscheiden, beschreiben wir sie nachfolgend kurz. Einzelne Kontaktadressen finden Sie im Anhang des Ratgebers (vgl. S. 73):
- *Hausärztin und Hausarzt (niedergelassene(r) oder „Praktische(r)“ Ärztin oder Arzt).* Für viele Menschen ist dies die erste professionelle Person, der sie ihre Sorgen anvertrauen. Hausärztinnen/Hausärzte sind darin spezialisiert, festzustellen, ob eine Behandlung notwendig ist und an welche Fachpersonen weiter zu vermitteln ist.
- *Fachärztinnen und -ärzte für Psychiatrie und Neurologie (Psychiaterin/Psychiater).* Hier handelt es sich um Ärztinnen und Ärzte, die eine Facharztausbildung absolviert haben, bei der sie sich auf die Diagnostik und Behandlung von psychischen Störungen und Krankheiten spezialisiert haben. Sie sind auf die Behandlung mit Medikamenten und die Überprüfung von deren Wirkungen und Nebenwirkungen spezialisiert.
- *Psychologinnen und Psychologen.* Diese haben das Studium der Psychologie abgeschlossen. Um selbstständig psychisch kranke Menschen zu untersuchen oder sie beraten und behandeln zu dürfen, müssen sie zusätzlich eine gesetzlich geregelte Ausbildung in Klinischer Psychologie absolvieren.

Beispiel: Leonie (Fortsetzung)

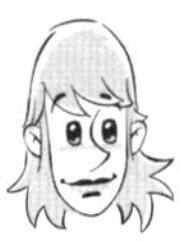

Leonies Vater muss zu einem Gespräch zum Direktor, da Leonie wieder einmal beim Schwänzen erwischt wurde. Sie vereinbaren ein Gespräch mit der Schulpsychologin. Bei diesem Gespräch gelingt es Leonies Vater zum ersten Mal, mit jemand Fremden über seine eigenen Ängste und Gefühle zu sprechen. Er bemerkt, dass es ihm danach deutlich leichter fällt, seine Tochter zu verstehen und geduldiger mit ihr umzugehen.

- *Psychotherapeutinnen und Psychotherapeuten.* In Deutschland und der Schweiz ist diese Ausbildung nur Ärztinnen und Ärzten sowie Psychologinnen und Psychologen) zugänglich. In Österreich können alle Menschen mit einem sozialen Grundberuf diese Ausbildung absolvieren, die gesetzlich geregelt ist. Ähnlich wie Psychologinnen/Psychologen beraten und behandeln Psychotherapeutinnen/Psychotherapeuten psychisch erkrankte oder leidende Personen.
  Psychologinnen und Psychologen sowie Psychotherapeutinnen und Psychotherapeuten arbeiten entweder in einem Anstellungsverhältnis in Beratungsstellen oder auch niedergelassen in eigenen Praxen. Fragen Sie bei der Vereinbarung eines Termins auch bezüglich der Kosten nach, da es verschiedene Möglichkeiten gibt, von teilweisem Kostenersatz über die Krankenkasse bis hin zu vollfinanzierten Kassenplätzen oder auch eine Finanzierung über das Jugendamt.
- *Psychosoziale Beratungsstellen.* In den meisten Städten gibt es Psychosoziale Beratungsstellen, die für Menschen in Krisensituationen Beratung, klinisch-psychologische Diagnostik und Behandlung sowie Psychotherapie anbieten. Für Notfallsituationen sind häufig Bereitschaftsdienste bzw. Journaldienste eingerichtet, zu deren Dienstzeiten man ohne Wartezeit Unterstützung erhält. Die Betreuung ist in der Regel kostenfrei.

Beispiel: Luca (Fortsetzung)

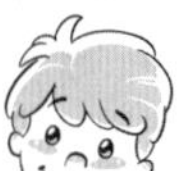

Die Mutter von Luca spricht beim Elternsprechtag mit der Klassenlehrerin ihres Sohnes auch über den Suizid des Vaters. Die Lehrerin gibt der Mutter eine Liste von Beratungsstellen und Selbsthilfegruppen in der Region mit. Nach einigem Überlegen nimmt die Mutter mit einer Beratungsstelle Kontakt auf. Dort kann sie zum ersten Mal in aller Offenheit über den Suizid ihres Mannes sprechen. Durch den Blick der Beraterin zeigen sich ihr teilweise gänzlich neue Sichtweisen und Lösungsansätze. Die Beraterin veranlasst, dass Luca in der Beratungsstelle für Kinder und Jugendliche ebenfalls einen Termin für ein Gespräch erhält. Luca willigt nach einigem Zögern ein, zu diesem Termin zu gehen. Der Berater, der das Gespräch mit Luca führt, gewinnt im Gespräch und im Rahmen einer kurzen diagnostischen Testung den Eindruck, dass er nicht akut suizidal oder depressiv ist. Trotzdem empfiehlt er, dass Luca zu zweiwöchigen Gesprächen zu ihm kommt. Luca erhält dadurch die Möglichkeit, seine Gefühle zu besprechen, und auch für seine Mutter ist es eine große Entlastung, dass nicht nur sie auf Luca achtet, sondern auch noch eine zweite Person. Sie nimmt auch für sich selbst weitere Gespräche in der Beratungsstelle in Anspruch. Zusätzlich vereinbart der Berater mit Luca, dass dieser seiner Mutter ehrlich sagt, falls er wieder Suizidgedanken hat. Luca willigt ein. Er fühlt sich verstanden und ernst genommen.

- *Kinder- und Jugendhilfe.* Diese von der Öffentlichkeit eingerichteten Stellen bieten Eltern, Kindern und Jugendlichen umfassende Beratung und Hilfe in Erziehungsfragen an. Das Angebot ist in der Regel kostenfrei. Wenn Sie Unterstützung durch die Kinder- und Jugendhilfe in Anspruch nehmen möchten, wenden Sie sich persönlich oder telefonisch an das örtlich zuständige Jugendamt.

4 Hilfreiches für das Gespräch mit Ihrem Kind

4.1 Vorbemerkung

Es erscheint uns wichtig, noch einmal zu betonen, dass es Situationen gibt, in denen ein Gespräch zwischen Eltern und Kind nicht mehr ausreichend ist, sondern professionelle Hilfe gesucht werden muss. Sollte sich herausstellen, dass Ihr Kind tatsächlich entschlossen ist, sich das Leben zu nehmen, oder für Sie nicht mehr zugänglich sein, dann holen Sie sofort Hilfe wie in den beiden vorherigen Kapiteln beschrieben. Sie sollten die Verantwortung nicht alleine tragen!

4.2 Überlegungen zur Vorbereitung auf das Gespräch mit Ihrem Kind

Die Befürchtung, das eigene Kind könnte an Suizid denken, ist keine alltägliche Lebenssituation. Es ist völlig normal, falls Sie sich hilflos oder überfordert fühlen.

Vielleicht würde es Ihnen helfen, vor dem Gespräch mit Ihrem Kind mit einer Vertrauensperson über Ihre Befürchtungen zu sprechen? Suchen Sie Unterstützung innerhalb Ihrer Familie oder im Freundeskreis. Möglicherweise möchten Sie dies aber lieber im Rahmen einer professionellen Beratung besprechen? Außenstehende können eine wertvolle Perspektive einbringen. Folgen Sie Ihrem Impuls!

Tipps für Eltern

Wir raten Ihnen, einige Fragen für sich selbst zu klären, bevor Sie Ihr Kind ansprechen:

- Überlegen Sie sich, wie Sie reagieren werden, sollten Ihre Befürchtungen tatsächlich stimmen.

- Haben Sie vielleicht als Kind/Jugendliche bzw. Jugendlicher Ähnliches erlebt wie Ihr Kind? Wer oder was hat Ihnen damals geholfen?
- Was hat Ihrem Kind bisher in schwierigen Lebenssituationen geholfen?
- Wer könnte Ihr Kind noch unterstützen?
- Was hilft Ihnen selbst, wenn es Ihnen nicht gut geht?

Aus Gesprächen mit suizidalen Menschen ist bekannt, dass diese, aus Scham oder Angst vor Zurückweisung, ihr Leiden häufig lange mit sich alleine herumtragen. Ebenso beschreiben Angehörige, dass sie oft große Angst haben, das Thema anzusprechen.

Merke: Ein direktes Ansprechen wirkt entlastend

Haben Sie keine Angst, dass Sie Ihr Kind auf die Idee bringen könnten, sich das Leben zu nehmen, wenn Sie Ihr Kind direkt ansprechen. Sollte Ihr Kind wirklich ernsthaft über Suizid nachdenken, dann wird es froh und erleichtert sein, mit Ihnen darüber zu sprechen!

4.3 Folgende Punkte sind für das Gespräch mit Ihrem Kind von Bedeutung

Suchen Sie einen ruhigen Zeitpunkt und Ort für ein Gespräch.

Mögliche Formulierungen für den Gesprächseinstieg

- „Mir ist in letzter Zeit aufgefallen, dass du so still bist."
- „Ich habe das Gefühl, dass es dir nicht gut geht."
- „Du wirkst niedergeschlagen auf mich."
- „Du kommst mir in letzter Zeit verändert vor."
- „Magst du mit mir darüber sprechen?"

Wenn Sie gut mit Ihrem Kind ins Gespräch kommen, dann ist es am besten, wenn Sie Ihre Befürchtungen direkt aussprechen und nicht „um den heißen Brei" herumreden.

Mögliche Formulierungen für das Aussprechen Ihrer Befürchtung

„Denkst du darüber nach ...
- ... dir das Leben zu nehmen?“
- ... dir etwas anzutun?“
- ... dich umzubringen?“

Wie schon in den vorherigen Kapiteln beschrieben, ist die Suizidgefahr umso höher, je öfter die Gedanken auftreten und je konkreter diese sind. Ein ganz deutliches Warnsignal ist, wenn Menschen beginnen, den Suizid vorzubereiten. Behalten Sie dies im Hinterkopf, aber machen Sie es nicht zum Hauptinhalt des Gespräches, diese Details zu erfragen. Suizidabklärung gehört in die Hand von Expertinnen und Expterten! Viel wichtiger ist, die Vertrauensbasis zu Ihrem Kind zu stärken und mit ihm (in emotionaler) Verbindung zu bleiben. Ihr Kind braucht Sie nun mehr denn je als Mutter/Vater!

Sollte Ihr Kind einen Suizid tatsächlich als Möglichkeit erwägen und auch bereit sein, mit Ihnen darüber zu sprechen, dann ist es wichtig, dass Sie sich auf dieses Gespräch einlassen.

Die Beachtung der vier Aspekte, die in Abbildung 2 in Form eines Puzzles dargestellt sind, kann Ihnen dabei helfen, im Gespräch den Überblick zu behalten.

Bleiben Sie ruhig!

- Ihr Kind hat ziemlich sicher selbst große Angst vor seinen eigenen Gedanken. Lassen Sie Ihr Kind spüren, dass Sie trotzdem ruhig bleiben.
- Atmen Sie immer wieder tief durch.
- Wahrscheinlich trägt es diese Gedanken schon eine Zeit lang alleine mit sich herum. Versichern Sie Ihrem Kind, dass es gut ist, dass es mit Ihnen spricht.
- Wichtig ist, dass Sie Ihrem Kind jetzt das Gefühl vermitteln, dass es Ihnen alles, auch belastende oder „schlimme“ Dinge sagen kann.
- Natürlich können Sie sagen, dass Sie sich sorgen. Ihr Kind spürt das ohnehin.

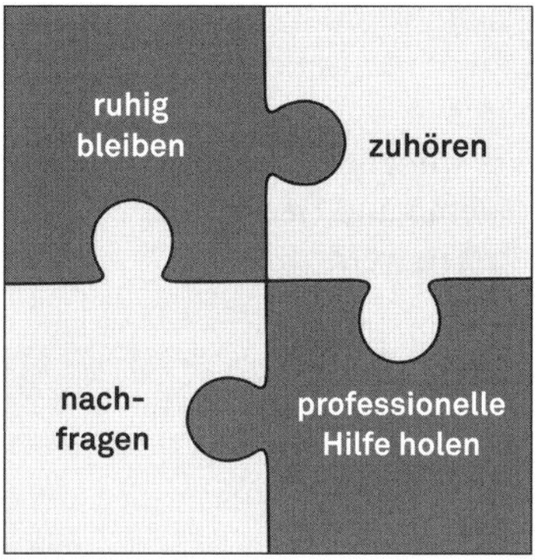

Abbildung 2: Hilfreiches, um im Gespräch den Überblick zu behalten

Hören Sie zu!

- Hören Sie Ihrem Kind ganz bewusst zu.
- Versuchen Sie, zu verstehen, was Ihr Kind bewegt.
- Nehmen Sie Ihr Kind ernst! Versuchen Sie nicht, das Gesagte „herunterzuspielen“ oder als „Pubertätsspinnerei“ abzutun. Wahrscheinlich erleben Sie die Situation (z. B. Liebeskummer) anders als Ihr Kind bzw. empfinden Sie diese nicht als so hoffnungslos.
- Vermitteln Sie Ihrem Kind, dass Sie wissen, dass Gefühle sehr schmerzhaft sein können. Versichern Sie ihm, dass diese sich aber mit der Zeit verändern und sogar vorbeigehen können. Man braucht manchmal nur jemanden, der Gefühle gemeinsam mit einem aushält.

Fragen Sie nach!

- Lassen Sie Ihr Kind zuerst erzählen. Wenn es sich schwertut, dann fragen Sie nach (Ideen, wie Sie dies tun können, finden Sie im folgenden Kasten).

- Stellen Sie keine Fragen nach dem „Warum?“. Ihr Kind kann sich seine Gedanken wahrscheinlich momentan selbst nicht erklären. Abgesehen davon soll es nicht das Gefühl bekommen, sich rechtfertigen zu müssen.
- Suchen Sie keine vorschnellen Lösungen, aber zeigen Sie Ihrem Kind, dass Sie seine Probleme und Gedanken ernst nehmen, und gemeinsam eine Lösung finden werden.

So können Sie nachfragen

- „Magst du mir noch mehr über ... erzählen?“
- „Hast du dir vielleicht Gedanken dazu aufgeschrieben? Darf ich die lesen?“
- „Gibt es noch jemanden anderen [Freundinnen oder Freunde], die oder der darüber nachdenkt?“
- „Das verstehe ich noch nicht ganz, kannst du mir das genauer erklären?“

Holen Sie (professionelle) Hilfe!

- Holen Sie sich jemanden, dem Sie vertrauen und der Sie unterstützt.
- Suchen Sie den Kontakt mit Expertinnen oder Experten, wenn Sie annehmen müssen, dass die suizidale Entwicklung fortgeschritten ist, um über das weitere Vorgehen zu beraten.

Merke: Was Sie Ihrem Kind im Gespräch vermitteln sollten

- Ich bin für dich da!
- Ich bemühe mich, dich zu verstehen!
- Ich lasse dich nicht allein!
- Ich nehme dich ernst!
- Ich bleibe ruhig!
- Ich bin mir sicher, dass es eine Lösung gibt!

4.4 Abschluss des Gespräches bei nicht akuter Suizidalität

Es ist oft nicht möglich, sofort eine Lösung zu finden. Wichtig ist, eine gute Richtung einzuschlagen. Vielleicht können Sie gemeinsam einen kleinen ersten Schritt zur Besserung machen.

So können Sie nachfragen

- „Was würde dir jetzt im Moment guttun?“
- „Magst du noch mit jemand anderem sprechen?“
- „Wer könnte dir (noch) helfen?“
- „Kann ich etwas für dich tun?“

Wichtig ist, dass Ihr Kind auch in Zukunft und von sich aus ehrlich mit Ihnen über seine Gedanken spricht.

Beispiel: Luca (Fortsetzung)

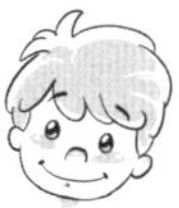

Luca denkt oft an seinen Vater. Es gäbe viele Dinge, die er ihn gerne fragen würde. Sowohl Luca als auch seiner Mutter fällt es nach dem Besuch der Beratungsstelle leichter, über den Tod des Vaters zu sprechen. Dabei tauchen auch immer öfter Erinnerungen an fröhliche gemeinsame Erlebnisse auf, die sie miteinander besprechen und teilen können.

4.5 Nach dem Gespräch – wie geht es weiter?

Ihr Kind sollte wissen, dass es jederzeit mit seinen Sorgen zu Ihnen kommen kann. Versuchen Sie jedoch bewusst, nicht „ständig“ die aktuellen Probleme anzusprechen. Anhaltendes Nachbohren kann Abwehr auslösen, was dazu führen kann, dass Ihr Kind gar nicht mehr sprechen mag.

Nehmen Sie sich bewusst Zeit, in der Sie gemeinsam etwas Schönes unternehmen oder auch einfach nur zusammen sind. Gemeinsame Spaziergänge oder Einkaufen, aber auch alltägliche Dinge, wie z.B. gemeinsam kochen, fördern die Beziehung und das gegenseitige Vertrauen.

4.6 Was, wenn das Gespräch nicht gelingt?

Sie sollten durch das Gespräch mit Ihrem Kind Beruhigung finden. Sollte dies nicht gelingen oder sollten Sie das Gefühl haben, dass Sie keinen Draht zu Ihrem Kind finden, dann überlegen Sie noch einmal, ob es eine vertraute Person beziehungsweise eine professionelle Helferin oder einen Helfer in Ihrem Umfeld gibt, mit der oder dem Sie sprechen könnten. Vertrauen Sie auf Ihr Bauchgefühl!

4.7 Was tun, wenn mein Kind (noch) nicht mit mir sprechen möchte?

Es kann durchaus sein, dass Ihr Kind (noch) nicht mit Ihnen sprechen möchte. Bleiben Sie geduldig und machen Sie Ihrem Kind keine Vorwürfe. Vielleicht tut es sich noch schwer, Worte für das Erlebte zu finden. Versichern Sie Ihrem Kind, dass Sie da sind und dass es Sie jederzeit ansprechen kann. Suchen Sie Situationen und Bedingungen, unter denen Sie bisher immer gut mit Ihrem Kind sprechen konnten. Fragen Sie nach einiger Zeit wieder nach. Vielleicht möchte Ihr Kind auch lieber mit einer anderen Person sprechen. Helfen Sie ihm dabei!

Beispiel: Leonie (Fortsetzung)

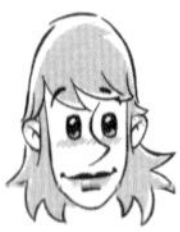

Leonies Eltern bemühen sich, für ihre Tochter da zu sein, ohne sie zu einem Gespräch zu zwingen. Sie bieten ihr so oft wie möglich an, gemeinsam etwas zu unternehmen, das Leonie früher Freude bereitet hat. Mit ihrem Papa geht sie gerne Eis essen und mit ihrer Mama macht sie gerne einen Stadtbummel. Wie auch früher schon, ergeben sich bei diesen Gelegenheiten gute Gespräche. Leonie möchte ihre Probleme selber lösen und ist froh, dass ihre Eltern sie nicht zum Reden drängen. Auch wenn sie es nicht zeigen mag, ist sie dankbar, dass ihre Eltern ihren Schmerz über die Trennung gemeinsam mit ihr tragen. Obwohl sie sich in der Schule nach wie vor schlecht konzentrieren kann und Angst vor Begegnungen mit Paul und Mia hat, gelingt es ihr, bei Treffen mit Freundinnen am Nachmittag Spaß zu haben und nicht an Paul zu denken. Nach und nach merkt sie, dass der Schmerz über die Trennung weniger wird.

4.8 Was tun, wenn ich mich durch mein Kind erpresst fühle?

Wiederholt mit Suizidäußerungen konfrontiert zu werden, kann sehr erschöpfend sein und Betroffene wütend und ängstlich stimmen. Meist steckt hinter einer Suizidankündigung ein Hilferuf oder der Wunsch, wahrgenommen zu werden.

Dennoch kann bei Ihnen das Gefühl entstehen, dass Ihr Kind Sie mit (wiederholten) Suizidankündigungen erpressen möchte. In diesem Fall ist es wichtig, dass Sie ein klärendes Gespräch mit Ihrem Kind suchen.

Finden Sie heraus: Steht tatsächlich Suizidalität hinter den Aussagen meines Kindes oder könnte es andere Gründe für die Aussagen, wie eine starke Überforderung, geben? Vermeiden Sie aber möglichst, für sich allein zu grübeln oder Schuld zu suchen. Suchen Sie professionelle Hilfe, wenn Sie sich unsicher sind, was tatsächlich der Grund ist, oder Sie nicht wissen, wie Sie mit der Situation umgehen sollen. Oft hilft es, mit einer außenstehenden Person darüber zu reden. Vielleicht hilft Ihnen auch eine Beratung, die Sie gemeinsam mit Ihrem Kind in Anspruch nehmen, damit Sie sich gegenseitig wieder besser verstehen können.

Manchmal kommt es vor, dass Eltern und Kinder eine andere Sprache sprechen. Junge Menschen sprechen oft in einer anderen „Heftigkeit“ als ihre Eltern. Wenn Missverständnisse in der Kommunikation nicht geklärt werden, kann ein ungünstiger Kreislauf zwischen Eltern und Kind entstehen. Kinder und Jugendliche finden dann häufig immer heftigere

Worte, um auf ihre Bedürfnisse aufmerksam zu machen, und Eltern reagieren immer weniger auf die Ankündigungen, in der Hoffnung, das Verhalten des Kindes nicht zu fördern.

Versuchen Sie, sich in Ihr Kind einzufühlen und zu verstehen, warum es diese Äußerungen macht. Was will Ihr Kind Ihnen damit sagen? Was will es mit diesem Verhalten erreichen? Welche Not und welches Bedürfnis stehen hinter seinen Aussagen? Es könnte sein, dass Ihr Kind versucht, seine Gefühle zu äußern oder dass es sich Unterstützung von Ihnen wünscht, Sie beide aber verschiedene Worte benutzen. „Ich bringe mich um“ kann auch heißen „Ich bin wütend auf dich“ oder „Ich bin verzweifelt, und weiß nicht, wie es weitergehen soll“. Fragen Sie deshalb immer nach, was genau Ihr Kind meint, und wie ernst es ihm damit ist. Fragen Sie auch nach, was genau sich Ihr Kind wünscht. Manchmal geht es darum, eine gemeinsame Sprache für Gefühle und Bedürfnisse zu finden.

4.9 Impulse für das Gespräch mit Ihrem Kind

Merke: Ihr Kind spürt Ihre innere Haltung

Suchen Sie das Gespräch mit der inneren Überzeugung, dass es eine Lösung für die momentan so aussichtslos erscheinende Situation gibt.

Signalisieren Sie im Gespräch Verständnisbereitschaft, vermitteln Sie aber gleichzeitig auch, dass Sie die Ankündigungen ernst nehmen und als Elternteil darauf auch reagieren müssen.

- Vermitteln Sie Ihrem Kind, dass Sie seine Reaktionen verstehen möchten.
  „Mir kommt es so vor, dass du dir im Moment nicht anders zu helfen weißt. Kannst du mir noch mal erzählen, was dich so verzweifelt macht?“
- Sagen Sie Ihrem Kind, dass Sie sich Sorgen machen.
  „Wenn du sagst, dass du nicht mehr leben willst, mache ich mir große Sorgen um dich.“

- Vermitteln Sie mit liebevoller Konsequenz, dass Sie trotzdem anstehenden Konflikten nicht aus Angst aus dem Weg gehen werden.
  „Manchmal sind Eltern und Kinder einfach unterschiedlicher Meinung. Als Mutter/Vater habe ich die Verantwortung für dich und will dich vor Schaden bewahren. Ich kann dir deshalb nicht immer alles erlauben, was du dir wünschst."
- Sprechen Sie mit Ihrem Kind über mögliche weitere Schritte, wenn Ihr Kind bei seinen Ankündigungen bleibt.
  „Ich glaube, wir müssen uns Hilfe holen, um dich zu schützen."

4.10 Was im Gespräch mit Ihrem Kind nicht passieren sollte

Im Gespräch mit Ihrem Kind sollten Sie folgende Punkte vermeiden:

- Reagieren Sie auf Suizidankündigungen nicht mit dem Androhen von Bestrafung oder Verboten.
  „Sarah bringt dich nur auf dumme Ideen, ich möchte nicht, dass du weiter Kontakt mit ihr hast."
- Vermitteln Sie keine Schuldgefühle!
  „Denk einmal an deine Schwester, wie schlecht es der dann gehen wird, wenn du so etwas sagst/machst."
- Vermitteln Sie keine Gefühle der Scham!
  „Reiß dich zusammen, was sollen denn die Nachbarn denken."
- Spielen Sie das Leiden Ihres Kindes nicht herunter. Versuchen Sie nicht, vorschnell Lösungen zu finden oder zu trösten.
  „Kopf hoch, das Leben geht weiter."
  „Schau, du bist noch so jung, du wirst noch viele Freunde haben."
  „Schlaf mal eine Nacht darüber, dann ist alles besser."
  „Schau, das Wetter ist doch so schön, komm gehen wir Radfahren, dann wird es dir wieder besser gehen."
- Diskutieren Sie nicht über moralische Grundsätze!
  „So etwas ist eine Sünde, das darfst du nicht einmal denken."

5 Für sich selbst sorgen

In den letzten Kapiteln haben wir ausführlich beschrieben, wie Sie Ihr Kind in einer krisenhaften Zeit begleiten und unterstützen können. Es ist naheliegend, dass Ihr Kind im Fokus ihrer Aufmerksamkeit steht.

Tipps für Eltern

Dennoch ist es gerade für Sie als Eltern in solchen Situationen notwendig, dass Sie sich auch um sich selbst kümmern! Nur so haben Sie für die Herausforderungen ausreichend Kraft. Gleichzeitig sind Sie damit Ihrem Kind auch Vorbild im Umgang mit schwierigen Lebenssituationen.

Die Krise Ihres Kindes löst auch bei Ihnen als Eltern sehr unterschiedliche Gefühle aus. Vielleicht fühlen Sie sich hilflos oder Sie empfinden Scham und möchten nicht, dass jemand von den Problemen Ihres Kindes erfährt? Es können Schuldgefühle auftauchen und häufig stellt sich die Frage, was man als Eltern denn falsch gemacht hat? Manche Eltern empfinden auch Wut auf die Umstände, vielleicht auf Freunde, die Schule oder das Kind selbst. Die Frage nach dem „Warum?" stellt sich häufig. Alle diese Gefühle und Empfindungen sind verständlich!

Merke: Sie sind nicht allein!

Auch wenn es Sie anfänglich Überwindung kostet: Suchen Sie das Gespräch mit einer außenstehenden Vertrauensperson. Sie müssen diese schwere Zeit nicht allein durchstehen!

Gespräche mit Familienmitgliedern und Freundinnen oder Freunden können sehr unterstützend sein.

Beispiel: Leonie (Fortsetzung)

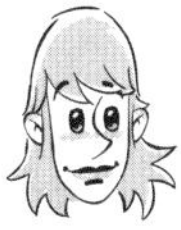

Leonies Mutter tut sich schwer, mit ihren Freundinnen über die Probleme in der Familie zu sprechen, weil sie dann immer das Gefühl hat, als Mutter etwas falsch gemacht zu haben. Sie meint, dass es solche Probleme nur in ihrer Familie gibt. Als sie ihrer besten Freundin bei einem Spaziergang dann doch von der Krise ihrer Tochter erzählt, ist sie im Nachhinein sehr erleichtert. Die Freundin hat ihr verständnisvoll zugehört und ihr von ihren eigenen familiären Schwierigkeiten erzählt. Zudem haben die beiden beschlossen, regelmäßig jeden Mittwoch abends einen gemeinsamen Spaziergang zu machen, weil sowohl die Bewegung in der Natur als auch das „miteinander Reden" beiden gutgetan hat.

Nehmen Sie aber auch professionelle Hilfe in Anspruch, wenn die ganze Situation Sie sehr belastet oder überfordert. Professionelle Unterstützung durch eine Person von außen zeigt neue Perspektiven auf und ist nicht beeinflusst von früheren gemeinsamen Erfahrungen.

Beispiel: Luca (Fortsetzung)

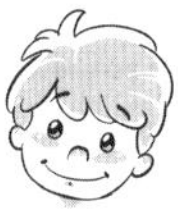

Lucas Mutter wird durch die Beraterin bestärkt, ihr altes Hobby, das Malen, wiederaufzunehmen. Nach einigem Zögern greift sie diesen Vorschlag auf und spürt sehr bald, dass sie beim Malen ganz abschalten kann und ihr das sehr guttut.

Egal welche Form der Hilfe Sie sich suchen: Vertrauen Sie Ihren Gefühlen – Sie sind die Expertin/der Experte für sich selbst und auch für Ihr Kind! Sie spüren am besten, was Ihnen und Ihrer Familie guttut.

Neben der Unterstützung durch Menschen, denen Sie vertrauen, erinnern Sie sich auch daran, was Ihnen Freude macht und/oder Sie entspannt. Vielleicht sind das Bewegung und Sport, etwas Kreatives, das Eingebundensein in einen Verein oder Ähnliches.

Kinder spüren meist sehr genau, wie sich die Eltern fühlen, auch wenn sie ihre Sorgen oder ihre Krise vor ihnen verbergen möchten. Für Ihr Kind ist es wichtig, zu erleben, wie Sie mit Krisen und Sorgen umgehen und diese dadurch bewältigen. Das elterliche Verhalten im Krisenfall ist auch für das Kind eine Orientierung für die Entwicklung eigener Strategien zur Krisenbewältigung.

Merke: Achten Sie auch auf sich selbst!

Was immer für Sie das Richtige ist, Sie werden diese Erfahrung machen: Wenn Ihre eigenen Reserven wieder gefüllt sind, können Sie in der Folge auch Ihrem Kind besser beistehen.

Beispiel: Leonie (Fortsetzung)

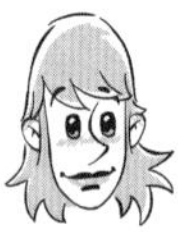

Leonie selbst hat manchmal Schuldgefühle, weil sie ihren Eltern „Kummer macht“ – so empfindet sie es. Sie hat sehr feine Antennen für die Stimmung ihrer Eltern und spürt natürlich deren Sorge. Als sie merkt, dass die Mutter etwas mit einer Freundin unternimmt und ihr das sichtlich guttut, ist das sehr erleichternd für sie.

Zusammenfassung:
Den Blick bewusst auch auf das Positive lenken

- Die Fürsorge für Ihr Kind ist wichtig, Ihr Kind braucht Sie. Ebenso bedeutend ist aber auch Ihre Fürsorge für sich selbst.
- Nehmen Sie sich Zeit für sich und Ihre (vielleicht etwas vernachlässigten) Hobbys und Freunde.
- Suchen Sie Personen, mit denen Sie eine gute Gesprächsbasis haben, und bei Bedarf professionelle Hilfe.
- Achten Sie bei allen Ratschlägen, die Sie bekommen, besonders darauf, ob Ihr Bauchgefühl dazu „ja“ sagt.

Trotz der aktuellen Schwierigkeiten sollten Sie sich auch Auszeiten von Problemen nehmen und den Blick bewusst auf das Schöne und Gelingende lenken, das es in Ihrer Familie trotzdem gibt. Im Anhang finden Sie Impulsfragen im Blatt *Das Leben ist es wert!* – dieses soll Ihnen dabei helfen (vgl. S. 77).

6 Umgang mit Suizidalität in der eigenen Familie und im Umfeld Ihres Kindes

6.1 Wenn Ihr Kind einen Suizidversuch gemacht hat

Merke: Suchen Sie professionelle Hilfe – es gibt sie!

Nach einem Suizidversuch sollte in jedem Fall von allen Beteiligten professionelle psychosoziale oder medizinische Hilfe in Anspruch genommen werden. Diese kann für alle nahestehenden Personen (Familie, Freunde, Bekannte) hilfreich sein. Sie müssen diese schwierige Situation nicht alleine bewältigen! Adressen und Anlaufstellen von professionellen Hilfsangeboten finden Sie im Anhang (vgl. S. 73).

Die Sorge um Ihr Kind und das Bemühen, in dieser Situation unterstützend zu sein, ist für die meisten Eltern fordernd und belastend. Bleiben Sie mit Ihren Sorgen, Gedanken und Gefühlen nicht allein! Überlegen Sie, wen es in Ihrer Umgebung gibt, der für Sie da sein kann und den Sie um Hilfe bitten können. Andere, nahestehende Menschen sind meist dankbar, wenn Sie klar signalisieren, was Sie brauchen!

Die Tatsache, dass Ihr Kind versucht hat, sein Leben zu beenden, ist eine erschütternde Erfahrung. Vielleicht erleben Sie zunächst einen Schockzustand, begleitet von Hilf- und Ratlosigkeit. Gleichzeitig ist die Erleichterung darüber riesengroß, dass Ihr Kind noch lebt.

Merke: Schuldgefühle nützen niemandem

Eltern haben nur begrenzt Einfluss auf die Handlungen ihrer Kinder. Es ist nicht Ihre Schuld, dass Ihr Kind einen Suizidversuch unternommen hat!

Als Elternteil möchten Sie, dass es Ihrem Kind gut geht – können aber nicht verhindern, dass es Krisen erlebt und seelischen Schmerz bewältigen muss. Eine suizidale Krise des Kindes ist für Eltern meist mit großer Sorge, Angst, Scham und tiefer Verunsicherung verbunden. Vielleicht spüren Sie auch Ärger über Ihr Kind oder suchen die Schuld bei Freunden oder Einflüssen und Belastungen von außen.

Die Gründe für einen Suizidversuch können vielfältig sein: Neben der Flucht vor einer als unerträglich oder ausweglos empfundenen Situation kann auch die Sehnsucht nach Ruhe zum Suizidversuch geführt haben. Der Wunsch, den seelischen Schmerz nicht mehr spüren zu müssen, steht häufig dahinter. Manchmal ist der Suizidversuch auch ein Hilferuf/ein Appell und der Versuch, die eigene innere Not auszudrücken.

Merke: Das Besprechen des Geschehenen ist wichtig!

Ein offener Umgang und das Sprechen über das Geschehene ist für Betroffene und die ganze Familie anfangs häufig schwierig. Dennoch ist das Besprechen und bestmögliche Verstehen des Geschehenen, insbesondere um weiteren Suizidversuchen vorzubeugen, wichtig. Meist wird diese von Angehörigen und Betroffenen im Nachhinein als entlastend beschrieben.

Viele Eltern fragen sich, wie Sie nach einem Suizidversuch mit Ihrem Kind sprechen sollen. Im folgenden Kasten finden Sie Anregungen, die ein Gespräch erleichtern können. Zudem finden Sie im Kasten auch Hinweise, wie Sie *nicht* reagieren sollten.

Tipps für Eltern

- Bewahren Sie Ruhe und vermitteln Sie Ihrem Kind:
  „Du kannst dich auf mich verlassen."
  „Ich bin für dich da."
  „Ich bin unendlich froh, dass du noch da bist!"
- Bemühen Sie sich, zu verstehen, was in Ihrem Kind vorgeht! Fragen Sie nach:
  „Erzähl mir, was macht das Leben so schwer, was macht dich so verzweifelt?"

„Es war mir nicht bewusst, wie hoffnungslos dir deine Situation manchmal erscheint. Möchtest du mir erzählen, wie du in diese Lage gekommen bist?"

- Versuchen Sie sich einzufühlen:
  „Es gibt Situationen, da sieht man im Moment keinen Ausweg …"
- Sie können Ihrem Kind aber durchaus Ihre Betroffenheit zeigen:
  „Ich bin aufgewühlt und in großer Sorge, aber ich bin mir sicher, wir finden eine Lösung."

So sollten Sie *nicht* reagieren

Folgende Gedanken und Gefühle könnten Sie beschäftigen. Diese sind nachvollziehbar. Sie sollten diese jedoch mit einer Beraterin oder einem Berater besprechen und nicht mit Ihrem Kind.

- In Panik geraten und dem Kind sagen:
  „Ich weiß nicht, was ich mit dir tun soll …!"
- Ihrem Kind Vorwürfe machen:
  „Wie konntest du uns das antun? Hast du denn gar nicht an uns gedacht?"
- Ihr Kind belehren:
  „So etwas hättest du nicht tun sollen! Du hättest doch nur mit uns reden müssen!"

Auch wenn Sie den Suizidversuch so schnell wie möglich „vergessen" möchten und sich die Rückkehr zum normalen Alltag wünschen, ist es für Ihr Kind wichtig, die suizidale Krise zu verarbeiten.

Starker seelischer Schmerz kann einen akuten Stresszustand im Gehirn hervorrufen. Damit tritt, vereinfacht gesagt, das logische Denken in den Hintergrund und emotionale Impulse übernehmen die Steuerung. Menschen können in dieser Situation alternative Lösungen oder Auswege nicht mehr sehen. Das Gehirn funktioniert dann so, als würde es von einem Autopiloten gesteuert. In diesem neurobiologischen Ausnahmezustand sucht das Gehirn nach raschen Lösungen und Erleichterung. Oft können sich Betroffene den erlebten Ausnahmezustand im Nachhinein selbst nicht mehr erklären. Daher ist es nach dem Suizidversuch wichtig, nicht sofort wieder zum Alltag zurückzukehren, sondern das Geschehene zu verarbeiten und einen anderen Umgang mit Krisen zu finden. Es braucht nach einem Suizidversuch Zeit, andere Lösungen zu entwickeln und neues Verhalten zu festigen. Andernfalls können alte Verhaltensweisen wieder auftreten, wenn sich in einer neuen emotionalen Krise das Gehirn wieder an den suizidalen Notfallplan erinnert und ihn neuerlich aktiviert.

6.2 Wenn Ihr Kind durch Suizid verstorben ist

In Deutschland, Österreich und der Schweiz sterben dreimal so viele Menschen durch einen Suizid als durch einen Verkehrsunfall. Unter den männlichen Jugendlichen ist der Suizid die zweithäufigste Todesursache.

Merke

Angehörige und andere nahestehende Personen können durch den Suizid eines geliebten Menschen selbst in eine suizidale Krise geraten. Bitte bedenken Sie, dass alle Betroffenen möglicherweise Hilfe brauchen (z. B. auch Geschwister oder Freunde des Kindes).

Wenn das Unfassbare geschehen ist und Sie Ihr Kind durch einen Suizid verloren haben, fehlt zuerst die Vorstellung, wie das Leben nun weitergehen soll. Vielleicht lebten Sie schon eine Zeit lang mit der Angst um Ihr Kind, vielleicht trifft Sie dieser Schicksalsschlag wie aus heiterem Himmel. Jedenfalls hat sich die Welt und Ihr Leben mit diesem Ereignis grundlegend verändert.

Die Gründe für einen Suizid sind so vielfältig wie die Menschen selbst. Meist spielen viele Faktoren eine Rolle, wenn Menschen das Gefühl haben, so nicht mehr weiterleben zu wollen und den Tod als einzigen Ausweg sehen.

Wenn ein geliebter Mensch stirbt, beginnt für die Hinterbliebenen eine Zeit der Trauer. Jeder Mensch trauert auf seine ganz individuelle Art und Weise. Es gibt keine richtige oder falsche Art des Trauerns. Trauer ist keine Krankheit, sondern sie hilft, damit seelische Verletzungen heilen können. Trauer braucht Zeit und ist eine herausfordernde Aufgabe für unsere Psyche. In manchen Phasen der Trauer können auch körperliche Begleiterscheinungen auftreten – auch der Körper trauert.

Neben der Trauer um den Verlust des geliebten Menschen suchen Sie wahrscheinlich auch nach einer Erklärung. „Warum wollte mein Kind nicht mehr leben?“, „Habe ich etwas übersehen?“, „Was habe ich falsch gemacht?“, „Wer/was ist schuld, dass mein Kind keine andere Lösung mehr gesehen hat?“usw. Mit derartigen Fragen kämpfen viele Angehörige. Gefühle wie Scham aber auch Wut oder Angst können auftauchen. Gleichzeitig versuchen sich Angehörige an alles zu erinnern, was ihr Kind in der letzten Zeit gesagt und getan hat.

Merke

Gehen Sie behutsam mit sich selbst um und schämen Sie sich nicht für Ihre unterschiedlichen und oft auch widersprüchlichen Gefühle!

Erschwerend kann hinzukommen, dass das Thema Suizid in unserer Gesellschaft häufig ein Tabu ist. Manche Menschen in Ihrer Umgebung wissen wahrscheinlich nicht, wie sie nun mit Ihnen umgehen sollen. Um nichts falsch zu machen, werden sie Ihnen möglicherweise aus dem Weg gehen.

Vielleicht fällt es Ihnen auch selbst schwer, über den Verlust und die Trauer zu sprechen. Oft fehlen die Worte für das Unverständliche. Manchmal macht auch die Angst vor Schuldzuweisungen sprachlos und führt dazu, sich zu isolieren.

Für die Verarbeitung des Verlustes ist die Möglichkeit, offen zu reden, sehr wichtig. Ein Gegenüber, das verständnisvoll zuhört und auch intensive Gefühle ertragen kann, ist dabei hilfreich.

Suchen Sie in Ihrem Umfeld Personen, denen Sie sich mitteilen können und von denen Sie sich verstanden und gut unterstützt fühlen. In einigen Städten gibt es Selbsthilfegruppen für Betroffene. Holen Sie sich professionelle Hilfe. Beratende oder therapeutische Gespräche oder die Unterstützung durch einen Facharzt oder eine Fachärztin können beim Trauerprozess helfen. Kontakte finden Sie im Anhang dieses Ratgebers (vgl. S. 76).

Merke

Auch wenn es anfangs undenkbar erscheint – der Schmerz wird mit der Zeit erträglicher!

Das können Sie noch für sich selbst tun

- Versuchen Sie, Ihre eigenen Bedürfnisse wahrzunehmen. Überlegen Sie sich, was Ihnen guttun könnte und probieren Sie es aus. Belasten Sie sich dabei nicht mit den Erwartungen anderer Menschen. Sie dürfen (auch noch so gut gemeinte) Ratschläge ablehnen.
- Nehmen Sie sich Zeit für die eigene Trauer. Überfordern Sie sich nicht mit dem Anspruch, möglichst schnell wieder „normal zu funktionieren"!
- Sehr wahrscheinlich gibt es in Ihrem Umfeld Menschen, die Sie gerne entlasten und unterstützen möchten, aber vielleicht auch nicht wissen, was Sie brauchen. Scheuen Sie sich nicht, Ihnen nahestehenden Menschen mitzuteilen, welche Art der Hilfe Ihnen guttun würde.
- Hilfe anzunehmen, ist oft nicht leicht. Lassen Sie gerade jetzt zu, dass Ihnen jemand etwas Gutes tut. Sie werden auch dadurch spüren, dass Sie nicht alleine sind.
- Oft ist es hilfreich, sich daran zu erinnern, was schon einmal im Leben geholfen hat: ein Tagebuch schreiben, sich bewegen bzw. Sport treiben, kreativ sein usw. Manchmal sind diese vernachlässigten „Tankstellen" in schwierigen Zeiten wichtige Hilfen.
- Vielleicht tut es Ihnen gut, in Kontakt mit anderen betroffenen Eltern zu kommen. Menschen, die Ähnliches wie Sie erlebt haben, können auf besondere Weise Unterstützung und Trost sein. Links von Selbsthilfegruppen finden Sie im Anhang (vgl. S. 76).
- Einige betroffene Eltern haben ihre Erfahrungen nach dem Suizid eines Kindes in Buchform zusammengefasst. Zu lesen, wie andere Menschen diese Zeit erlebt und bewältigt haben, kann neue Wege aufzeigen und hilfreich sein.
- Sie haben mit Ihrem verstorbenen Kind auch viel Schönes erlebt. Lassen Sie diese Erinnerung zu und sprechen Sie auch mit Ihnen vertrauten Menschen über die guten Seiten der gemeinsamen Zeit.

Von dem Menschen
den wir lieben
wird immer etwas in unserem Herzen bleiben:
etwas von seinen Träumen,
etwas von seiner Hoffnung
etwas von seinem Leben,
alles von seiner Liebe.

(unbekannter Verfasser)

6.3 Suizidalität im Umfeld Ihres Kindes

Unabhängig von eigenen Krisen und unter Umständen auch suizidalen Gedanken ist es sehr wahrscheinlich, dass Kinder und Jugendliche auch durch das Umfeld mit dem Thema Suizid konfrontiert werden. Die Zahlen zeigen, dass in den deutschsprachigen Ländern zwei- bis dreimal so viele Menschen durch Selbsttötung versterben als durch Verkehrsunfälle. So kann Ihr Kind durch Suizidversuche oder durch einen tatsächlichen Suizid von Mitschülerinnen oder Mitschülern/Freundinnen oder Freunden oder im Bekanntenkreis betroffen sein.

Zudem wird dieses Thema auch immer wieder von den Medien aufgegriffen. In den Zeitungen, im Fernsehen und im Internet ist von Suiziden zu lesen beziehungsweise zu hören, ebenso in den sozialen Medien. Auch die bei Jugendlichen sehr beliebten Fernsehserien und Filme greifen mitunter die Themen Krisen und Suizid auf.

Merke

Es ist nicht möglich und nicht sinnvoll, Kinder und Jugendliche vor dem Thema Suizid zu beschützen. Vermitteln Sie Ihrem Kind Gesprächsbereitschaft und den Mut zur Auseinandersetzung mit den dadurch auftauchenden Fragen!

Grundsätzliche Überlegungen

Aktivieren Sie das Helfersystem

Es gibt mit hoher Wahrscheinlichkeit weitere Betroffene im Umfeld Ihres Kindes. Nützen Sie die Hilfsmöglichkeiten, die es an jeder Schule gibt (Klassenvorstand, Vertrauens- oder Beratungslehrerinnen und -lehrer, Schulpsychologie, Schulsozialarbeit etc.). Wenn Sie allerdings Gefahr im Verzug sehen und Sie befürchten, dass akute Suizidgefahr bei einer Mitschülerin oder einem Mitschüler Ihres Kindes besteht, sind Sie verpflichtet, über Notruf die Polizei und/oder die Rettung zu rufen. Mehr dazu finden Sie im Kapitel 3.2.

Wenn sich das eigene Kind mit dem Thema Suizid auseinandersetzt oder durch aktuelle Anlässe auseinandersetzen muss, ist es wichtig, dass es einen Gesprächspartner findet, der ihm hilft, mit dem Unbegreiflichen umzugehen.

Oft werden Erwachsene unsicher und hilflos, wenn sie mit Kindern und/oder Jugendlichen über Suizidversuche oder einen Suizid im Lebensumfeld sprechen sollen. Manchmal wird versucht, das Thema gänzlich zu vermeiden. Grund dafür ist oft die eigene Überforderung mit diesen Themen. Auch die Sorge, dass durch das Sprechen über Krisen und Suizide jemand überhaupt auf suizidale Gedanken kommen könnte, ist nicht selten eine Ursache für die Sprachlosigkeit.

Merke

Ein Gespräch über suizidale Krisen anderer löst bei Ihrem Kind keine eigenen suizidalen Gedanken aus!

Bedenken Sie: Kinder und Jugendliche machen sich Gedanken, wenn jemand aus dem Umfeld suizidale Handlungen setzt. Sie sind meist irritiert, oft betroffen und verunsichert. Daher brauchen sie Raum und Zeit, um ihre Fragen, ihre Gedanken und ihre Gefühle ausdrücken zu können. Durch das Ansprechen des Themas ermöglichen Sie Ihrem Kind, sich Ihnen mitzuteilen. Sie vermitteln ihm, dass es sich auch bei herausfordernden Lebensfragen auf Sie verlassen kann.

Vielleicht sucht Ihr Kind von sich aus das Gespräch? Wenn Ihr Kind das nicht tut, schaffen Sie eine günstige Gelegenheit und sprechen Sie auch von Ihrer eigenen Betroffenheit. Kinder, die es ablehnen, darüber zu reden, sollen trotzdem wissen, dass Sie, wenn das Kind es möchte, dazu bereit sind.

Suizidalität geht nahezu immer mit der Frage nach dem „Warum?“ einher. Suchen Sie trotzdem nicht nach Schuld und schnellen Erklärungen, denn suizidale Handlungen haben immer viele Ursachen.

Dass ein Mensch sich selbst gegenüber (so massive) Gewalt anwendet, erschreckt und verstört die Kinder und Jugendlichen ebenso wie die Erwachsenen. Es ist naheliegend, dass dadurch grundsätzliche Fragen über das Leben und den Tod auftauchen.

Sehr oft lösen suizidale Handlungen viele und unterschiedliche Gefühle im Umfeld aus: Trauer, Schuldgefühle aber auch Wut und Ärger können stark sein und sich abwechseln. Sie sind eine normale Reaktion auf ein verstörendes Ereignis.

Im Kasten finden Sie eine Zusammenstellung von Anregungen, für das Gespräch mit Ihrem Kind.

Hilfreiche Impulse für das Gespräch

- Wenn Ihr Kind traurig ist, trösten Sie es, hören Sie ihm zu – und verbergen Sie auch Ihre eigene Traurigkeit und Bestürzung nicht.
- Sagen Sie Ihrem Kind, dass Sie es gut finden, dass es jetzt mit Ihnen spricht. Das ist der erste wichtige Schritt im Umgang mit dieser belastenden Situation.
- Überlegen Sie mit Ihrem Kind, was in schwierigen Lebenslagen hilfreich ist und bestärken Sie damit gemeinsam das „Ja zum Leben“.
- Hilfreich können auch Lebensgeschichten von Menschen sein, die Probleme gemeistert haben. Gerade Kinder und Jugendliche brauchen bei der Suche nach ihrer Identität positive Vorbilder – Ratschläge und Tipps hingegen stoßen oft auf Widerstand.

- Wenn der Suizid oder der Suizidversuch im schulischen Umfeld geschehen ist, ist es wichtig, mit der Schule Kontakt aufzunehmen. Besprechen Sie mit Ihrem Kind, wer die richtige Ansprechperson sein könnte und entscheiden Sie gemeinsam, an wen Sie sich wenden.
- Lenken Sie trotz der Betroffenheit über den Suizid oder Suizidversuch bewusst die Aufmerksamkeit auch auf andere Themen, die ebenso Wichtigkeit haben. Suchen Sie gerade in solchen Zeiten gemeinsame schöne Erlebnisse.

6.4 Suizidversuch im Umfeld Ihres Kindes

Nach einem Suizidversuch wollen Betroffene häufig das Geschehene so schnell wie möglich vergessen, da ja glücklicherweise „alles gut ausgegangen" ist. Trotzdem beschäftigt das Geschehene alle Betroffenen und die Menschen im Umfeld gedanklich sehr. Sie helfen Ihrem Kind, wenn Sie bereit sind, sich mit seinen Fragen, Ängsten und widersprüchlichen Gefühlen auseinanderzusetzen. Diese Auseinandersetzung erleichtert es, wieder in den Alltag zurückzufinden. Die Chance besteht darin, dass Ihr Kind sich Gedanken dazu macht, auf welche andere Weise Krisen erfolgreich bewältigt werden können.

Hilfreiche Impulse für das Gespräch

- Wahrscheinlich macht sich Ihr Kind Sorgen um die/den betroffene(n) Freundin oder Freund. Dieses Gefühl geht oft einher mit Hilflosigkeit und kostet meist sehr viel Kraft. Sagen Sie Ihrem Kind, dass Sie das verstehen können, und dass es schön ist, dass es für seine(n) Freundin oder Freund da ist.
- Bestärken Sie Ihr Kind aber auch darin, auf seine eigenen Bedürfnisse zu achten, sich abzugrenzen und Hilfe von Erwachsenen zu holen, wenn es belastend wird. Ihr Kind sollte nicht die Verantwortung für die Situation übernehmen.
- Werden Sie aber auch zu zweit nicht zu Geheimnisträgern, sondern überlegen Sie gemeinsam, wer in dieser Situation noch hilfreich sein kann.

Merke

Achten Sie auf Ihre Grenzen. Sie oder Ihr Kind sollten keinesfalls die professionelle Tätigkeit einer Beraterin oder eines Beraters übernehmen!

Anhand des Vorgehens in einem zusätzlichen Kurzbeispiel von Annas Eltern möchten wir Ihnen zeigen, wie Sie als Eltern Ihr Kind in einer solchen Situation unterstützen können:

Beispiel: Anna

Die Eltern merken, dass Anna (17 Jahre) oft bis tief in die Nacht hinein über das Handy mit jemandem kommuniziert. Auf Nachfrage bekommen die Eltern die Antwort, sie habe versprochen, mit niemandem darüber zu reden. Eine Freundin würde ihre Hilfe brauchen. Mehr können die Eltern fürs Erste nicht erfahren. Eines Abends kommt Anna sehr bedrückt zu ihrem Vater und sagt ihm, dass sie ihm etwas zeigen möchte. Anna zeigt ihrem Vater den Chat-Verlauf mit ihrer Freundin Julia, die offenbar in einer tiefen Krise steckt. Immer wieder schreibt diese in Nachrichten, dass das Leben ja gar keinen Sinn habe und sie eigentlich überhaupt nicht mehr da sein möchte. Anna macht sich große Sorgen um Julia, ist aber auch ärgerlich, weil diese alles, was sie ihr an Problemlösungen vorgeschlagen hat, ablehnt. Anna ist hilflos und fragt sich, was sie falsch macht, weil sie Julia nicht helfen kann. Annas Vater antwortet, dass er sehr erleichtert ist, dass seine Tochter mit ihm darüber spricht. Er erklärt ihr, dass er ebenfalls um Julia besorgt ist, und dass es Situationen gibt, in denen nur mehr Erwachsene helfen können. Er könne sich gut vorstellen, dass Julias Eltern über die Probleme ihrer Tochter Bescheid wissen wollen, um ihr helfen zu können. Anna ist nach dem Gespräch einverstanden, dass ihr Vater Julias Eltern anruft. Nach dem Telefonat, welches Anna mithört, fühlt sich das Mädchen sehr erleichtert. Sie ist sich sicher, dass ihre Freundin verstehen wird, warum sie sich ihrem Vater anvertraut hat – spätestens dann, wenn es ihr wieder besser geht.

6.5 Vollendeter Suizid im Umfeld Ihres Kindes

Bei einem Tod durch Suizid kommen zur Trauer über den Verlust eines geliebten oder vertrauten Menschen einige zusätzliche Faktoren hinzu. So löst der plötzliche und unerwartete Tod (auch wenn es im Vorfeld Suizidankündigungen gegeben hat) Erschütterung und Angst aus. Das Gefühl, dass alles wieder gut wird, geht fürs Erste verloren.

Hilfreiche Impulse für das Gespräch

- Wahrscheinlich tauchen viele Fragen bei Ihrem Kind auf. Versuchen Sie diese – entsprechend Ihrem eigenen Wissensstand – so ehrlich und offen wie möglich und altersentsprechend zu beantworten. Achten Sie dabei auf die Bedürfnisse Ihres Kindes und gehen Sie darauf ein – es gibt keine richtige oder falsche Reaktion! Manche Kinder wollen lang, ausgiebig und immer wieder alles besprechen und erfragen auch die Details des Todes (z.B. die Todesart, wann und wo ist der Suizid passiert etc.). Anderen Kindern reicht ein kurzes Gespräch – für sie wären zu viele Informationen belastend.
- Nehmen Sie sich Zeit und rechnen Sie mit Trauerreaktionen Ihres Kindes (einen Verweis auf ein Buch speziell zu diesem Thema finden Sie im Anhang dieses Ratgebers auf Seite 71).
- Vielleicht bekommt Ihr Kind Angst, dass ein Suizid auch in Ihrer Familie passieren könnte. Ermutigen Sie es, mit Ihnen über seine Ängste und möglichen Befürchtungen zu sprechen. Stärken Sie sein Vertrauen in das „Ja zum Leben", das Menschen grundsätzlich in sich tragen.
- Besprechen Sie mit Ihrem Kind, ob und in welcher Weise es sich vom Verstorbenen verabschieden möchte. Kinder sind meist sehr kreativ. Bleiben Sie dabei offen für neue oder ungewöhnliche Ideen und unterstützen Sie Ihr Kind dabei. Falls Ihr Kind keine Ideen haben sollte, aber etwas tun möchte, dann könnten Sie ihm Vorschläge anbieten. Vielleicht möchte es am Begräbnis teilnehmen? Vielleicht würde es ihm guttun, einen Brief zu schreiben oder eine Kerze zu gestalten und anzuzünden?
- Besprechen Sie miteinander, wie Ihr Kind sich in der Öffentlichkeit (z.B. gegenüber Angehörigen) verhalten möchte.

Weitere Informationen für den Umgang mit Trauernden nach Suizid

Vielleicht fragen Sie sich auch selbst, wie Sie den Hinterbliebenen nach einem Suizid oder den Angehörigen nach einem Suizidversuch eines Familienmitgliedes begegnen sollen. Um nichts falsch zu machen, gehen viele Menschen einem Gespräch oder einer Begegnung aus dem Weg. Diese durchaus verständliche Reaktion erleben die Hinterbliebenen häufig als Ausgrenzung und Stigmatisierung. Einen Angehörigen durch Suizid zu verlieren, stellt jeden vor besondere Herausforderungen. Man bleibt meist mit der Frage nach dem „Warum?" zurück, macht sich vielleicht Vorwürfe oder hat sogar Schuldgefühle. Zudem können übliche Erklärungen wie bei vielen anderen Todesarten (durch Krankheit oder Schicksalsschläge) keinen Trost spenden. Viele nach Suizid zurückgebliebene Angehörige schwanken lange Zeit zwischen widersprüchlichen Gefühlen wie Trauer und Wut. In den meisten Fällen sind sie über ein Gesprächsangebot dankbar, besonders nach einigen Monaten der Trauer, wenn es gesellschaftlich üblich ist und oft auch erwartet wird, wieder zum Alltag zurückzukehren. Hinterbliebene nach Suizid sind trauernde Menschen, denen ehrliche Anteilnahme und ehrliches Mitgefühl in ihrer Trauer hilft. Sprechen Sie Ihr Beileid aus und bieten Sie Hilfe an, wenn Sie das Bedürfnis danach haben. Wenn Sie sich im Kontakt überfordert fühlen, weisen Sie auf professionelle Hilfe zur Trauerbewältigung hin oder nehmen Sie diese auch selbst in Anspruch.

Nachwort

In der Auseinandersetzung mit dem Thema Suizid wird spürbar, dass Menschen einander brauchen: wertschätzende, tragfähige Beziehungen, ehrliches offenes Ansprechen von Gefühlen und Gedanken und manchmal auch ein gemeinsames Aushalten schmerzhafter Situationen sind Teil der Bewältigung von Krisen. Insbesondere im Kindes- und Jugendalter ist in belastenden Lebenssituationen neben professioneller Hilfe die Begleitung durch die Eltern die Basis für gelingende Entwicklung. Denn selbst aus schweren suizidalen Krisen können Menschen jeden Alters mit einem bestärkten „Ja zum Leben“ hervorgehen.

Anhang

Literaturempfehlungen

Bründel, H. (2004). *Jugendsuizidalität und Salutogenese. Hilfe und Unterstützung für suizidgefährdete Jugendliche.* Stuttgart: Kohlhammer.

Jugendsuizidalität als Ausdruck einer emotionalen Befindlichkeit und eingeschränkten Fähigkeit, Belastungen konstruktiv zu bewältigen, und Salutogenese als Konzept, Gesundheit herzustellen und zu erhalten, scheinen sich auf den ersten Blick gegenseitig auszuschließen. In jedem suizidalen „Erleben" von Jugendlichen sind jedoch immer auch salutogenetische Tendenzen vorhanden und damit eine Chance zum „Überleben". Wenn Jugendliche an Suizid denken, dann wollen sie häufig nicht wirklich sterben, sondern sich das Leben „nehmen", d. h. ihr Leben auf eine andere Weise führen, als sie es bis dahin getan haben. Diese Ambivalenz ist Ausgangspunkt für die salutogenetische Betrachtungsweise der Suizidalität und stellt einen neuen Ansatz dar, der die Ergebnisse der Suizidforschung mit den Ergebnissen der Resilienzforschung verbindet.

Canacakis, J. (2002). *Ich sehe deine Tränen.* Freiburg i. Br.: Kreuz-Verlag.

Der griechische Psychologe zeigt in diesem praktischen und leicht verständlichen Buch ermutigende Wege auf, mit Trauer angstlos umzugehen, sie zum Ausdruck zu bringen und für einen kreativen neuen Lebensbeginn einzusetzen.

Coelho, P. (2002). *Veronika beschließt zu sterben.* Zürich: Diogenes.

Die Geschichte einer unglücklichen jungen Frau, die sterben will und erst angesichts des Todes entdeckt, wie schön das Leben sein kann, wenn man darum kämpft und etwas riskiert. Ein wunderbares Buch über die Prise „Verrücktheit", die es braucht, um den eigenen Lebenstraum Wirklichkeit werden zu lassen, und eine große Liebeserklärung an das Glück in jedem von uns.

Eisenbarth, P., Hille, A. & Schäfer, D. (2003). *So bin ich. Einmalig, selbstbewusst und stark.* Rheinfelden: OZ Verlag.

Jeder ist ganz besonders. Und jeder kann was anderes gut. Die Geschichten, Gedichte und spannenden Mitmach-Ideen in diesem Buch helfen Kindern, spielerisch die eigene Einzigartigkeit zu erkennen, Stärken und Schwächen zu entdecken und anzunehmen, sich mit sich wohl zu fühlen und selbstbewusst ins Leben zu gehen.

Hüsch, M. & Roth, U. (2013). *Da spricht man nicht drüber. Wie Jakob den Suizid seines Vaters erlebt*. Aachen: Hüsch & Hüsch.

An vielen kleinen Situationen erzählt Mechthild Hüsch, wie ein 12-jähriger Junge die Reaktionen seiner Familie, Freunde, Nachbarn und Schulkollegen erlebt, nachdem sein Vater sich getötet hat. Manches verletzt, anderes ist tröstlich.

Johnstone, M. & Johnstone, A. (2009). *Mit dem schwarzen Hund leben. Wie Angehörige und Freunde depressiven Men5schen helfen können, ohne dabei sich selbst zu verlieren*. München: Kunstmann.

Jeder kennt jemanden, der irgendwann einmal an einer Depression gelitten hat oder noch am schwarzen Hund leidet. Matthew Johnstone war selbst über viele Jahre betroffen, seine Frau Ainsley hat ihn in dieser Zeit begleitet und unterstützt. Mit dem schwarzen Hund leben hält eine Fülle praktischer Ratschläge bereit, wie man eine Depression frühzeitig erkennt, was man dagegen tun kann und was man lieber bleiben lässt – vor allem macht das Buch Mut.

Kachler, R. (2017). *Meine Trauer wird dich finden*. Freiburg i. Br.: Herder.

Der führende Trauerexperte Roland Kachler hat nach dem Unfalltod seines 16-jährigen Sohnes einen neuen Weg der Trauerbewältigung gesucht und gefunden. Statt den Verstorbenen „loszulassen", zielt die Methode des Autors darauf, die Liebe für den Verstorbenen so zu bewahren, dass eine liebevolle innere Beziehung entstehen kann und auch wieder Glück erlebt werden darf.

Knopp, M. L. & Ott, G. (2003). *Total durchgeknallt: Hilfen für Kinder und Jugendliche in psychischen Krisen*. Köln: Psychiatrie Verlag.

Wenn Kinder und Jugendliche aus dem Rahmen fallen, in der Schule auffällig werden, aggressiv nach außen gehen oder sich im Gegenteil nach innen zurückziehen, weil Angst oder Depressionen sie lähmen, erfordert es Mut, sich Hilfe zu holen und auch Ausdauer, bis man den richtigen Ansprechpartner gefunden hat. In diesem Buch beschreiben Jugendliche ihre typischen Probleme und Fachleute stellen mögliche Anlaufstellen vor. Kurze Beschreibungen der häufigsten Störungsbilder und gängigen therapeutischen und institutionellen Angebote helfen Eltern und Jugendlichen bei der Suche nach dem richtigen Weg aus einer psychischen Krise.

Notrufnummern, Online-Beratung und Links zu Informationen und Hilfsangeboten

Europa

Euro-Notruf: 112

Österreich

Kostenlose Notrufnummern:
- Rettung: 144
- Polizei: 133
- Vergiftungsinformationszentrale: 01 406 43 43
- Telefonseelsorge: 142

Kostenlose Notrufnummern für Kinder und Jugendliche:
- Rat auf Draht: 147
- Ö3 Kummernummer: 116 123
- Tartaruga Kriseninterventionsstelle für Jugendliche: 05 7900 3200

Online-Beratung für Erwachsene:
- www.onlineberatung-telefonseelsorge.at
- www.kriseninterventionszentrum.at
- www.hpe.at

Online-Beratung für Kinder und Jugendliche:
- www.weil-graz.org
- www.rataufdraht.at/onlineberatung

Wichtige Links zu Informationen und Hilfsangeboten:
- www.suizidpraevention-stmk.at
- www.weil-graz.org
- www.bittelebe.at

- www.suizid-praevention.gv.at
- www.feel-ok.at
- www.telefonseelsorge.at

Deutschland

Kostenlose Notrufnummern:
- Notrufnummer Rettungsdienst: 112
- Ärztlicher Bereitschaftsdienst: 116 117
- Polizei: 110
- Telefonseelsorge: 0800 11 10 111 und 0800 11 10 222
- Elterntelefon der Nummer gegen Kummer: 0800 11 10 333

Online-Beratung für Erwachsene:
- www.telefonseelsorge.de

Online-Beratung für Kinder und Jugendliche:
- www.junoma.de
- www.u25-deutschland.de
- www.youth-life-line.de
- www.das-beratungsnetz.de

Wichtige Links zu Informationen und Hilfsangeboten:
- www.suizidprophylaxe.de
- www.telefonseelsorge.de
- www.neuhland.de
- www.hoffnungsschimmer-forum.de

Schweiz

Kostenlose Notrufnummern:
- Sanitätsnotruf: 144
- Polizei: 117
- Toxikologische Informationszentrale: 145
- Dargebotene Hand: 143

Kostenlose Notrufnummern für Kinder und Jugendliche:

- Notrufnummer für Kinder und Jugendliche: 147

Online-Beratung für Erwachsene:

- www.143.ch

Online-Beratung für Kinder und Jugendliche:

- www.u25ostschweiz.ch

Wichtige Links zu Informationen und Hilfsangeboten:

- www.ipsilon.ch
- www.143.ch

Selbsthilfegruppen für Eltern, die ein Kind durch Suizid verloren haben

Österreich:
- www.verwaisteeltern.at
- www.trauernde-eltern.at

Deutschland:
- www.agus-selbsthilfe.de
- www.veid.de

Schweiz:
- www.verein-regenbogen.ch
- www.compassionatefriends.org

Das Leben ist es wert!

Wir laden Sie dazu ein, sich einige Minuten für die folgenden Fragen Zeit zu nehmen. Sie finden hier auch Platz, Ihre (spontanen) Antworten zu notieren.

Was macht das Leben für mich lebenswert?

____

____

____

Was hilft mir dabei, Schwierigkeiten und Krisen zu bewältigen?

____

____

____

Wo kann ich für mich wieder neue Kraft tanken?

____

____

____

Habe ich ein Ziel, das ich erreichen möchte?

____

____

____

Was gibt meinem Leben Sinn?

____

____

____

Die Antworten auf diese Fragen werden sich im Laufe des Lebens verändern – entsprechend Ihren Erfahrungen und den jeweiligen Anforderungen, mit denen Sie konfrontiert werden.

Sich diesen Fragen zu stellen und immer wieder Antworten darauf zu suchen, bestärkt das eigene „Ja zum Leben".